Sven-David Müller

Die Müller-Diät

Sven-David Müller

Die Müller-Diät

Dauerhafte Ernährungsumstellung für Ihre Idealfigur

2., überarbeitete Auflage

schlütersche

Bibliografische Information der Deutschen Nationalbibliothek

Die Deutsche Nationalbibliothek verzeichnet diese Publikation in der Deutschen Nationalbibliografie; detaillierte bibliografische Daten sind im Internet über http://dnb.ddb.de abrufbar.

ISBN 978-3-89993-562-2

Anschrift des Autors:
Sven-David Müller
Wielandstraße 3
10625 Berlin
www.muellerdiaet.de
diaetmueller@web.de

2., überarbeitete Auflage

Fotos:
Ingo Wandmacher: 5, 34, 35 (oben), 52–73, 75–92, 94–108, 111, 112, 114, 116, 118
MEV: 9, 18, 20, 29, 31, 35 (unten), 36, 37, 93, 110, 115,
Fotolia: Anton 11; Balin Hintere Umschlagklappe (außen); Galina Barskaya 47; Ralf Beier 38; Sandra Brunsch 126; Maria Brzostowska 74; ChinKS 40; Danicek Hintere Umschlagklappe (innen); Elena Elisseeva 113; ExQuisine 124; eyewave 122, 123; fooddesign 125; Andrey Kiselev 14; Olga Lyubkina 17; matka_Wariatka 45; Franz Pfluegl 12; robynmac 121; Tomboy Vordere Umschlagklappe (innen); Torsten Schon 39, 46; Carmen Steiner 119; Swetlana Wall 120; Ivars Linards Zolnerovics 32
Kerker und Baum: Umschlag (rechts)
Corbis: Umschlag (links)

Abkürzungen:
TL = Teelöffel
EL = Esslöffel
kcal = Kilokalorien
g = Gramm
ml = Milliliter
TK = Tiefkühl

© 2009, 2012 Schlütersche Verlagsgesellschaft mbH & Co. KG
Hans-Böckler-Allee 7, 30173 Hannover

Gestaltung: Schlütersche Verlagsgesellschaft mbH & Co. KG
Satz: Die Feder Konzeption vor dem Druck GmbH, Wetzlar
Druck und Bindung: Grafisches Centrum Cuno GmbH & Co. KG, Calbe

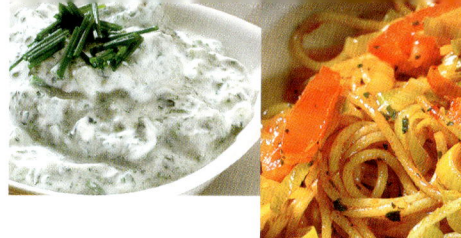

Inhalt

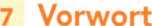

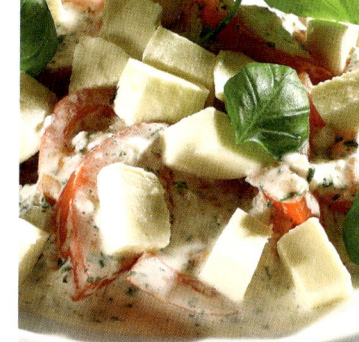

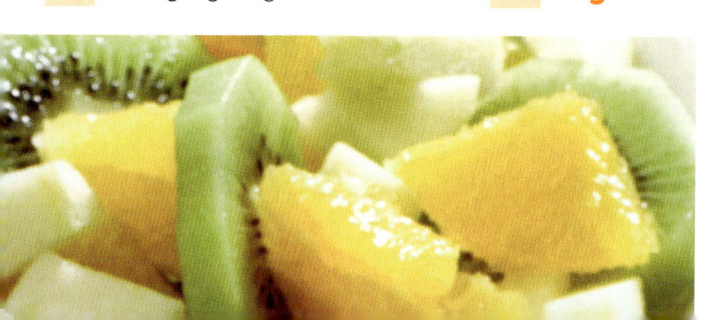

Vorwort

Liebe Leserin, lieber Leser,

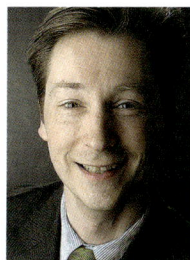 mit der „Müller-Diät" setzen Sie auf das richtige Pferd, wenn Sie gesund und dauerhaft ohne Jo-Jo-Effekt abnehmen möchten. Mit meiner Diät gibt es keinen quälenden Hunger oder Diätphasen, in denen die Waage stehen bleibt oder sogar wieder eine Gewichtszunahme anzeigt. Denn Hunger ist der Feind der Übergewichtigen. Deshalb sollten Sie vor jedem Essen „Voluminizer" zu sich nehmen – das sind Ballaststoffe, die im Magen aufquellen und nachhaltig sättigen, wie beispielsweise ein Getränk aus Kefir, Tabasco und anderen leckeren Zutaten. Wenn Sie auf die Vorsättigung von Voluminizern setzen, haben Hungerattacken keine Chance.

Die Müller-Diät erfüllt alle Anforderungen, die beispielsweise die Deutsche Adipositas Gesellschaft als medizinische Fachorganisation an ein Gewichtsreduktionskonzept stellt. Sie beinhaltet die Komponenten Verhaltensmodifikation, Ernährungsumstellung und Muskelaktivierung. Denn die Muskeln sind der Verbrennungsort für das Körperfett, das Sie los-

werden möchten. Aber keine Angst, Sie müssen sich nicht mit einem Sportkonzept traktieren. Der wichtigste und wohl effektivste Sport ist die Alltagsbewegung – am besten gehen Sie pro Tag 3 000 Schritte mehr als normal. Also ganz einfach mehr spazieren gehen, laufen oder – wenn Sie mögen – auch joggen oder walken.

Fangen Sie gleich heute an, die Müller-Diät auszuprobieren – und Sie werden feststellen, dass Sie weder Hunger noch „Gelüste" bekommen, sondern eine Reduktionskost durchführen, die satt macht, lecker ist und langfristig zu einer Gewichtsreduzierung ohne Jo-Jo-Effekt führt.

Wenn Sie Fragen, Wünsche oder Anregungen haben, können Sie mich gerne kontaktieren.

Ich wünsche Ihnen viel Erfolg bei der Gewichtsreduktion und freue mich auf den Kontakt zu Ihnen!

Mit den besten Grüßen und Wünschen für Ihre Gesundheit und Linie

Ihr

Sven-David Müller

Geleitwort

Liebe Leserin, lieber Leser,

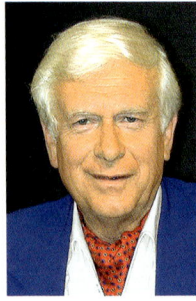

wir kennen das doch alle: Da will in unserem nächsten Umfeld jemand abnehmen. Und das erste, was er unentwegt allen verkündet, lautet: „Ich muss weniger essen!" Genau dieser Satz ist sein Verhängnis. Er darf nämlich nicht weniger essen. Im Gegenteil: Er muss sich satt essen. Er hat nämlich bisher zu wenig gegessen. Zu wenig von wertvollen Nahrungsmitteln. Endlich sagt uns das eine kompetente Persönlichkeit: Sven-David Müller. Ein Experte mit jahrelanger Erfahrung im Umgang mit Übergewichtigen. Seine Philosophie lautet: Wer abnehmen will, muss sich satt essen. Mit Lebensmitteln, die optimal sättigen, im Organismus aber kein Chaos anstellen. Genau das ist der sympathische und logische Trick bei der neuen Diät, bei der Müller-Diät. Sie beweist uns: Man kann sich gesund und schlank essen.

In den letzten Jahren sind Millionen Menschen total verunsichert worden, was das Abspecken betrifft: Die einen Experten haben empfohlen, Fleisch zu meiden, auf Kohlenhydrate zu vertrauen. Andere wieder haben die Atkins-Diät wieder aufleben lassen, die Kohlenhydrate verteufelt und Fleisch sowie Fett hoch-

jubelt. Was ist nun der richtige und erfolgreiche Weg? Es ist – wie immer im Leben – der goldene Mittelweg. Und genau das ist die Müller-Diät. Sie vermeidet den verführerischen Heißhunger, schützt vor der Insulinfalle, schont die Bauchspeicheldrüse.

Wir erfahren, welche Kohlenhydrate wir meiden müssen – nämlich die Weißmehlprodukte und den Zucker. Und wir lernen, dass wir herzhafte, großzügig bemessene Speisen essen dürfen. Speisen, die uns satt machen.

Und dann finde ich als Leitmotiv der Müller-Diät eine goldene Regel, mit der ich seit Jahren vielen Mitmenschen auf die Nerven gehe, weil ich es immer und ewig im Fernsehen, Radio und in meinen Büchern predige: Wer gesund leben, schlank werden und schlank bleiben möchte, der muss jeden Tag 2,5 bis 3 Liter Wasser trinken.

Ich freue mich, dass es die Müller-Diät gibt. Sie ist der vernünftige, moderate Weg zum Wunschgewicht; sie wird vielen Menschen dabei helfen, das endlich zu schaffen, ohne ihre Gesundheit zu gefährden. Und darum danke ich Sven-David Müller, dass er dieses Buch für Sie geschrieben hat.

Es grüßt Sie herzlich
Ihr

Professor Hademar Bankhofer

Einführung

Worum geht es bei der Müller-Diät?

Hunger und einseitige Ernährung sind der Feind jeder erfolgreichen Diät – und genau dagegen will die Müller-Diät angehen.

Die meisten Diäten setzen auf viele kleine Mahlzeiten, dabei macht das hungrig und dick. Außerdem sind die Mahlzeiten oft nur auf Eiweiß oder nur auf Kohlenhydrate ausgerichtet – aber Low Carb- und Low Fat-Diäten führen geradewegs zum Jo-Jo-Effekt.

Die Müller-Diät setzt als Moderat-Diät deshalb auf eine ausgewogene Ernährung und ist somit gut für die schlanke Linie und das allgemeine Wohlbefinden. Jede Mahlzeit enthält süße und deftige Komponenten und bremst damit das Hungergefühl aus.

Die Diät besteht aus drei Phasen: In der Startphase wird überflüssiges Wasser ausgeschieden und von den herkömmlichen Ernährungsgewohnheiten entwöhnt. In der Fatburning-Phase nimmt man nicht nur ab, sondern trainiert das neue Essverhalten. Zum Schluss folgt die Stabilisierungsphase, die zeigt, wie man dauerhaft schlank bleibt. Alle Mahlzeiten sind leicht zuzubereiten; auch für Berufstätige ist die Müller-Diät bestens geeignet.

Die Müller-Diät setzt sich aus drei Säulen zusammen:
- Ernährungsumstellung durch bessere Ernährungsweise – aber keine Verbote, keine einseitige Bevorzugung, kein Fasten oder Kalorienzählen, sondern die moderate, intelligente Zufuhr aller Nahrungsinhaltsstoffe mit viel Geschmack.
- Mehr Entspannung – keinen dickmachenden Stress, sondern Entspannungstechniken wie beispielsweise autogenes Training.
- Muskelaktivierung durch mehr Bewegung – aber kein Extremsport, sondern täglich 15 bis 30 Minuten Ausdauer- und Kraftsport, wie zum Beispiel ein flotter Spaziergang.

Mit der Müller-Diät nehmen Sie satt, gesund und zufrieden sowie ohne Jo-Jo-Effekt ab. Außerdem lernen Sie, Ihre Ernährungs- und Verhaltensweise dauerhaft umzustellen!

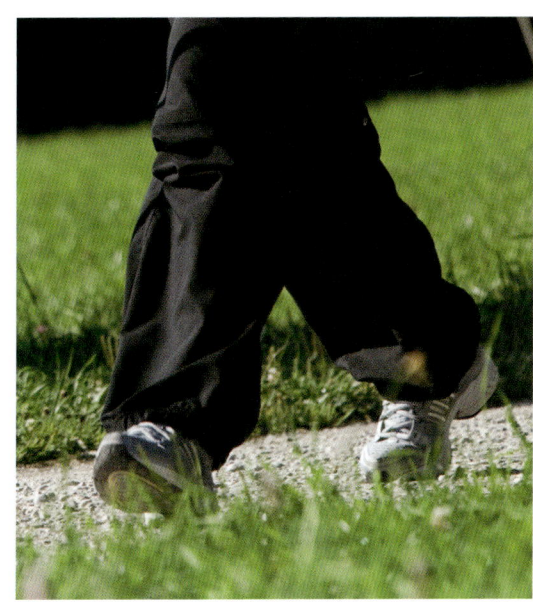

Wir essen uns dick

Wir essen überwiegend verarbeitete Nahrungsmittel. Vieles ist heute fertig oder soweit vorbereitet, dass wir es nur noch erwärmen müssen. Rund zwei Drittel der Speisen sind Fertigprodukte oder Halbfertigprodukte.

Jäger und Sammler: Gesund und lecker

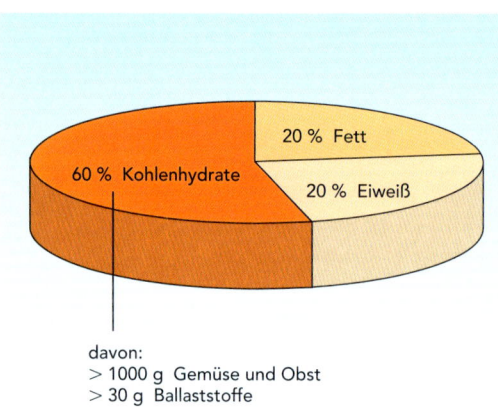

davon:
> 1000 g Gemüse und Obst
> 30 g Ballaststoffe

Durchschnittskost heute: Zu fett

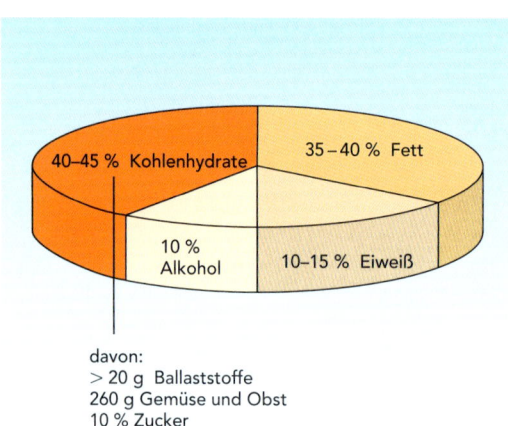

davon:
> 20 g Ballaststoffe
260 g Gemüse und Obst
10 % Zucker

Um sich gesund zu ernähren, müssen Sie weder Diätassistent noch Ernährungswissenschaftler sein. Grundsätzlich sollten Sie aber wissen, dass es keine gesunden und keine ungesunden Lebensmittel gibt. Viel mehr zählt die Zusammensetzung der Lebensmittel insgesamt. Niemand wird durch den Genuss eines Hamburgers oder durch ein Stück Kuchen dauerhaft zunehmen oder krank werden. Eine einseitige Ernährungsweise dagegen kann niemals gesund sein, und eine gute Reduktionskost lässt keine Lebensmittelgruppe aus.

Eine Kalorie ist eine Kalorie

Dieser Satz des Ernährungswissenschaftlers Prof. Berthold Gassman widerspricht den Verfechtern der Atkins-, „Fit-durch-Fett"- oder Glyx-Diäten, bei denen auf Kohlenhydrate, Eiweiß oder Fett mehr oder weniger verzichtet wird. Die neue Ernährungsforschung zeigt: Einseitige Diäten funktionieren schlechter als die vielseitigen Ernährungsprogramme. Die Ernährung sollte folglich auch während einer Diät möglichst vielseitig sein, denn nur so erlernen Sie eine Ernährungsweise, der Sie auch vom gesundheitlichen Standpunkt aus dauerhaft treu bleiben können. Andernfalls sind Mangelerscheinungen vorprogrammiert. Außerdem ist die Sättigung dann am höchsten, wenn eine Mahlzeit Kohlenhydrate, Eiweiß und Fett enthält.

Fett kann nicht als Sündenbock für die Auswirkungen eines ungünstigen Lebensstils herhalten. Es hat zwar die höchste Kaloriendichte, ist jedoch ein lebensnotwendiger Stoff. Wichtig ist, moderat pflanzliche Fette zu konsumieren und auf versteckte Fette in Kuchen,

Wurst oder Käse zu achten – es kommt also einfach auf die richtigen Fette an.

Auch kohlenhydratarme Kost hilft nicht unbedingt bei der Gewichtsreduktion, denn Kohlenhydrate erlauben größere Portionen als zum Beispiel fettreiche Mahlzeiten – bei gleicher Kalorienmenge.

Die sogenannten Eiweiß-Diäten verursachen einen Kohlenhydratmangel, es werden weniger Glückshormone gebildet, die Laune sinkt und nicht das Gewicht.

Übergewicht ist die Folge eines Ungleichgewichts von Energieaufnahme und Energieverbrauch, sprich: Wir werden dick, wenn wir mehr essen, als unser Körper verbraucht, und hierbei ist es gleichgültig, ob die überschüssigen Kalorien aus Fett, Eiweiß, Kohlenhydraten oder Alkohol stammen. Eine Reduktionskost – also eine Diät – sollte folglich nicht extrem gestaltet werden, sondern alle Lebensmittelgruppen beinhalten.

Aus diesem Grund enthält die Müller-Diät Deftiges und Süßes in jeder Mahlzeit. Grundsätzlich ist nichts verboten, denn ein Lebensmittel ist für sich betrachtet nicht gesund oder ungesund. Vielmehr bewirkt die Mischung und Auswahl der verschiedenen Lebensmittel, ob sie gesund sind oder nicht.

Grundsätzlich ist eine Körperfettreduktion durch jede kalorienreduzierte Kost möglich. Auch durch die Aufnahme von 1200 Kalorien in Form von Fett oder Zucker würde man abnehmen. Gesund und sinnvoll wäre das aber nicht, da es zu Mangelerscheinungen kommen kann.

> **Eine Kalorie ist eine Kalorie! Jede Kalorienreduktion führt zur Gewichtsabnahme, ist aber nicht unbedingt gesund.**

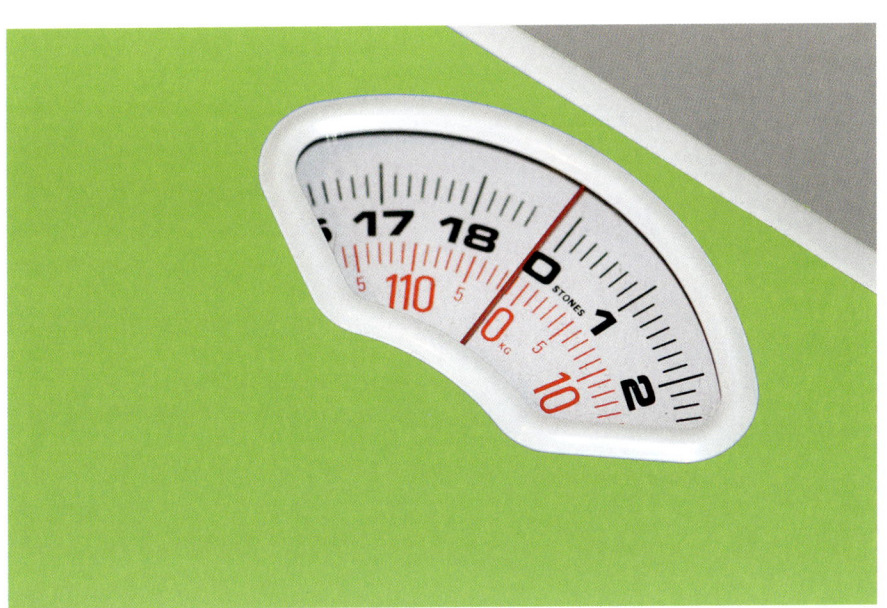

Der Jo-Jo-Effekt: So schlagen Sie der Evolution ein Schnippchen

Mindestens 75 Prozent der Menschen haben einen Stoffwechsel, der eher zur Gewichtszunahme als zur Gewichtsabnahme neigt. Das liegt daran, dass unser Körper wie ein Speicher funktioniert: Sein Ziel ist es, für Notzeiten Reserven aufzubauen. Sind wir die lästigen Pfunde also endlich losgeworden, haben wir bald schon mehr davon als vor der Diät.

Dieser Jo-Jo-Effekt ist eine Überlebensstrategie, die sich im Laufe der Evolution entwickelt hat und die noch heute funktioniert – inzwischen leider zu unserem Nachteil. Denn wenn es unsere Vorfahren endlich geschafft hatten, große Energiereserven für Hungersnöte anzulegen, gab der Körper diese so schnell nicht wieder her. In der Vergangenheit wurden Hungerphasen eben nicht freiwillig zur Gewichtsreduktion eingelegt, sondern waren naturgegeben. Diese Hungerphasen hielten in der Regel länger, manchmal über Monate hinweg an. Würde der Körper Fettreserven rasch abbauen, wäre unser Überleben schnell infrage gestellt gewesen. Daher nimmt kein Säugetier, auch der Mensch nicht, rasch an Körpergewicht ab. Vielmehr versucht der Organismus, seinen Energiebedarf einzuschränken, damit er länger von den Reserven zehren kann, um nicht zu verhungern.

Statt rasch Fettgewebe zur Energiegewinnung heranzuziehen, baut der Körper zu allem Übel zuerst Muskeln ab, denn die verbrauchen reichlich Energie – und weniger Muskeln bedeuten längere Reserven. Dieses Vorgehen ist effizient, für eine Gewichtsabnahme aber sehr störend. Durch den Muskelabbau ist nach Beendigung der Diät der Energiebedarf gesenkt, und man nimmt sehr leicht wieder an Gewicht, insbesondere an Fettgewebe, zu. Viele Menschen, die regelmäßig „auf Diät" sind, haben schon viel Muskelmasse verloren. Leider ist es nicht möglich, ganz gezielt Fettgewebe abzubauen.

Den Jo-Jo-Effekt kann mit eiweißreicher Kost und regelmäßiger Bewegung überwinden.

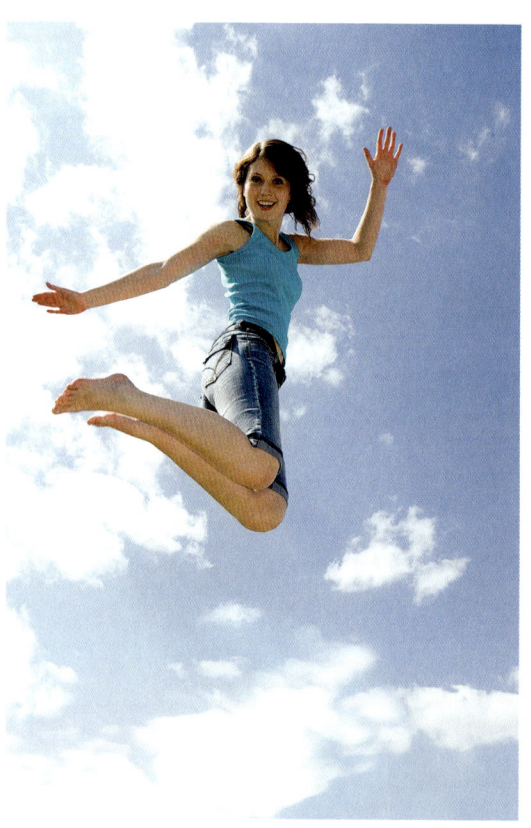

> **Der menschliche Stoffwechsel funktioniert wie ein Speicher!**

Satt und schlank durch das richtige Essen

Die Inhaltsstoffe unserer Nahrung

Unsere Lebensmittel sind Mischungen aus unzähligen Inhaltsstoffen, die alle eine mehr oder weniger ausgeprägte Wirkung auf den Körper ausüben. Fehlen einzelne Stoffe, so kann der komplizierte menschliche Organismus nicht mehr optimal funktionieren.

Ebenso kann auch ein Zuviel zu Krankheiten führen. Häufig nehmen wir zu viel Energie, zu viel Fett, zu viel Süßes, zu viel Alkohol, jedoch zu wenig Ballaststoffe auf. Die Folgen sind ernährungsbedingte Krankheiten wie beispielsweise Übergewicht, Diabetes mellitus Typ 2, Gicht, Herz-Kreislauf-Erkrankungen, Verstopfung oder Fettstoffwechselstörungen. Bereits jeder zweite Deutsche leidet unter einem zu hohen Cholesterinspiegel, der Hauptursache für Arterienverkalkung, die in Herzinfarkt oder Schlaganfall enden kann.

Das Wissen um die Inhaltsstoffe unserer Nahrung und die richtige Ernährungsweise kann diese Erkrankungen und die damit verbundenen Risiken vermindern oder sogar ganz vermeiden.

> Richtig essen und trinken macht schlank und hält gesund.

Den größten Anteil unserer Lebensmittel machen die energieliefernden, also kalorienhaltigen Substanzen aus. Sie werden daher Nährstoffe genannt. Zu dieser Gruppe gehören Kohlenhydrate, Fette und Eiweiße, die sogenannten Proteine.

Andere Inhaltsstoffe versorgen den Körper zwar nicht mit Energie, sind aber dennoch lebensnotwendig. Sie werden daher als Wirkstoffe bezeichnet. Zu dieser Gruppe gehören Vitamine, Mineralstoffe (Mengen- und Spurenelemente), aber auch Wasser.

Eine spezielle Gruppe bilden die sogenannten gesundheitsfördernden Inhaltsstoffe. Sie sind nicht lebensnotwendig, helfen dem Körper aber, gesund zu bleiben oder zu werden. Hierzu gehören die sekundären Pflanzenstoffe und Ballaststoffe. Zusätzlich sind Farb- und Duftstoffe, Alkohol, verschiedene Säuren, Geschmacksstoffe, aber auch Fremd- und Schadstoffe und andere chemische Verbindungen enthalten.

Bestimmte Substanzen muss der Körper regelmäßig über die Nahrung aufnehmen, da er sie nicht selbst bilden kann, sie aber unbedingt benötigt. Diese Stoffe werden als essenziell, also lebensnotwendig, bezeichnet. Der Körper legt nur begrenzte Vorräte an und kann sie daher nur eine kurze Zeit entbehren. Je nach Größe dieser Vorräte dauert es unterschiedlich lang, bis Mangelerscheinungen sichtbar werden. Zu diesen essenziellen Nährstoffen zählen

- alle Vitamine,
- 17 Mineralstoffe (Mengen- und Spurenelemente),
- neun Aminosäuren (Bausteine der Proteine) und
- die mehrfach ungesättigten Fettsäuren Linolsäure und Alpha-Linolensäure.

Jedes Lebensmittel enthält eine Vielzahl von Nähr- und Wirkstoffen. Wichtig ist die richtige Kombination dieser Lebensmittel, um dem Körper mit der Nahrung alles zu geben, was er braucht. Was zählt, ist die Summe der Nähr- und Wirkstoffe, die wir über den ganzen Tag zu uns genommen haben.

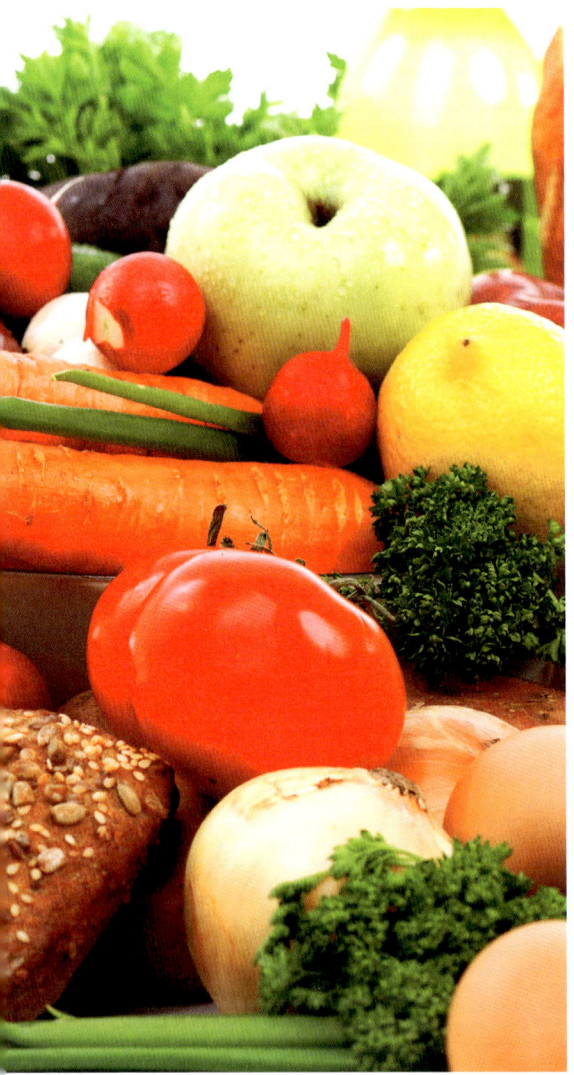

Das Leben ist mit einem ständigen Verbrauch an Energie verbunden. Die Aufrechterhaltung aller Körperfunktionen, der Erhalt der Körperwärme, Wachstum und Muskeltätigkeit – all dies benötigt Energie. Seinen Energiebedarf deckt der menschliche Organismus durch den Abbau der Nährstoffe, vor allem von Kohlenhydraten und Fetten. Eiweiß, obwohl es zu den Nährstoffen zählt, wird dagegen nur in geringem Ausmaß zur Energiegewinnung genutzt. Stattdessen hilft es beim Aufbau von Körpersubstanz wie beispielsweise Muskelmasse.

Die Energie, die in einem Lebensmittel oder Nährstoff enthalten ist, wird in Kalorien gemessen. Wenn von einer Kalorie die Rede ist, ist umgangssprachlich meist eine Kilokalorie gemeint. Die Nährstoffe liefern unterschiedliche Kalorienmengen:

1 g Eiweiß	4,1 kcal
1 g Kohlenhydrate	4,1 kcal
1 g Fett	9,3 kcal
1 g Alkohol	7 kcal

Die richtigen Kohlenhydrate – mit dem Glyx zum Ziel

Viele Kohlenhydrate werden vom Körper schnell aufgenommen und lassen den Blutzuckerspiegel rasant in die Höhe steigen. Um den Blutzuckerspiegel wieder auf das Normalmaß zu senken, schüttet der Körper daher schnell große Mengen an Insulin aus. Das überschüssige Insulin senkt den Blutzuckerspiegel so weit, dass es zu einer leichten Unterzuckerung kommt. Auf diese Unterzuckerung reagiert der Körper mit Hunger. Darüber hinaus erschwert ein hoher Insulinspiegel den Abbau von Körperfett.

Gemüse, Hülsenfrüchte und Obst liefern genauso wie Brötchen, Kartoffelbrei und Traubenzucker mehr oder weniger reichlich Kohlenhydrate. Doch warum sind Kohlenhydrate einerseits wichtige Energiequellen für den Körper und sättigen hervorragend, andererseits aber mitverantwortlich für die Entstehung von Hunger und Übergewicht? Kohlenhydrate sind nicht grundsätzlich schlecht für den Menschen – im Gegenteil. Unser Gehirn, unsere roten Blutkörperchen und bestimmte Nierenzellen sind praktisch auf Traubenzucker angewiesen, um arbeiten zu können.

Der Schlüssel für die Bewertung von Kohlenhydraten liegt in deren Blutzuckerwirksamkeit. Diese gibt an, ob das Kohlenhydrat den Blutzuckerspiegel rasch oder weniger rasch steigert. Wer abnehmen möchte, sollte für einen ausgeglichenen Blutzuckerspiegel sorgen. Das heißt konkret: Lebensmittel mit einem niedrigen glykämischen Index (Glyx) auswählen. Das sind Kohlenhydrate, die nur langsam abgebaut werden. Dadurch steigt der Blutzuckerspiegel nur langsam und hält lange an. Dies führt zu einer lang anhaltenden Sättigung.

Nicht sättigende, reichlich Insulin produzierende Kohlenhydratträger, wie zuckerhaltige Limonade, Weißbrot oder Kartoffelbrei, machen dem Stoffwechsel zu schaffen. Sie lassen mit dem Insulinspiegel auch das Gewicht ansteigen. Der Ernährungsmediziner spricht von Kohlenhydratmast, die zur Insulinmast führt. Ideal hingegen sind Kohlenhydrate aus Gemüse, Hülsenfrüchten, Soja und Obst. Diese haben einen niedrigen Glyx.

> **Kohlenhydrate, die den Blutzuckerspiegel langsam steigern, sind gesund. Wer abends Kohlenhydrate mit hohem Glyx isst, baut kein Fettgewebe ab.**

Kohlenhydrate – die wichtigsten Schlank- und Dickmacher

Schlankmacher	Dickmacher
Gemüse	Traubenzucker
rohes Obst (mit Schale)	Zucker
Vollkornbrot	Weißmehlbrötchen
Hülsenfrüchte	Graubrot
Pilze	Baguette
Pellkartoffeln	Salzkartoffeln, Kartoffelbrei
Spaghetti oder Vollkornnudeln *al dente*	Eiernudeln
Basmatireis	weißer Reis
Vollkornreis	Fertigprodukte
natürliche, ballaststoffreiche Lebensmittel	industriell verarbeitete Lebensmittel

Ballaststoffe sind Satt- und Schlankmacher

Ballaststoffe sind unverdauliche Pflanzenfasern, die vor allem in Vollkornprodukten, aber auch in Hülsenfrüchten, Frischobst mit Schale und Gemüse enthalten sind. Diese Fasern sind Gesundheit pur: Sie senken den Cholesterinspiegel, führen zu einem langsamen Blutzuckerspiegelanstieg – haben also einen niedrigen Glyx – und machen dauerhaft satt. Außerdem fördern sie auf natürliche Weise die Verdauung und beugen damit Verstopfung und Darmträgheit vor.

Da die Pflanzenfasern reichlich Flüssigkeit im Magen binden, führt dies dort zu kräftigen Impulsen auf die Dehnungsrezeptoren, die dauerhaft das Signal „satt" bekommen – und wer schneller satt ist, isst weniger.

Die Sache mit dem Fett

Eine fettreiche Ernährungsweise ist grundsätzlich nicht ungesund – insbesondere die Aufnahme von gesättigten Fettsäuren. Eine sinnvolle Reduktionskost kommt auch nicht ohne Fett aus.

Da das Verhältnis von Omega-3-Fettsäuren zu Omega-6-Fettsäuren in der durchschnittlichen Ernährung durch den viel zu geringen Fischkonsum und eine falsche Speisefettauswahl schlecht ist, sollten deutlich mehr Omega-3-Fettsäuren aufgenommen werden. Quellen dafür sind Fischöle, Fischölkapseln, Omega-3-Fettsäuren aus Algen oder Rapsöl. Omega-3-Fettsäuren verbessern die Insulinwirkung, senken also die Blutfette und den Blutdruck. Außerdem helfen sie bei der Behandlung von Entzündungen. Ein kompletter Verzicht auf Fett ist also hochgradig gefährlich.

Ganz besonders gut ist konjugierte Linolsäure (CLA), die in der Milch enthalten ist und als echter Bodyformer wirkt. Sie kann dazu beitragen, Körperfettmasse abzubauen bei gleichzeitigem Erhalt der Muskelmasse. CLA kann nicht nur den Körperfettanteil reduzieren, das abgebaute Fett lagert sich auch nicht wieder an. Dadurch kann die konjugierte Linolsäure helfen, dem berüchtigten Jo-Jo-Effekt entgegenzuwirken. CLA ist jedoch kein Wundermittel und kann weder eine gesunde Ernährungsweise noch den flotten Spaziergang ersetzen. Sie kann jedoch für eine Ernährungsumstellung mit regelmäßiger Bewegung helfen, da die fettreduzierende Wirkung durch sportliche Aktivitäten verstärkt wirkt.

Eiweiß macht schlank und straff

Bisher standen Kohlenhydrate und Fette im Mittelpunkt der Ernährungsempfehlungen. Dabei wurde das Eiweiß weitgehend vergessen. Aktuelle Studien beweisen, dass Eiweiße für eine optimale Sättigung besonders wichtig sind. Muskeln lassen sich am besten mit einer Diät erhalten, die zwischen 1200 und 1600 kcal enthält, die relativ eiweißreich ist und bei der täglich mindestens 15, besser 30 Minuten Ausdauersport betrieben wird. Eiweiß sättigt besser als Kohlenhydrate oder Fette. Zudem hat Eiweiß praktisch keinen Einfluss auf den Blutzucker- und Insulinspiegel.

Mittlerweile wissen die Ernährungswissenschaftler, dass durch eine eiweißreiche Reduktionskost besonders viel Körpergewicht abgebaut wird.

Ganz wichtig ist, dass das Eiweiß möglichst fettarm ist, damit der Körper nicht zu viele Kalorien erhält. Ziel ist, dauerhaft das Verhältnis von Muskelmasse zu Körperfett zu verändern. Mehr Muskeln und weniger Fett machen gesund und lassen das Problem Übergewicht dauerhaft verschwinden. Jedes Gramm Fettgewebe, das Sie abbauen, und jedes Gramm Muskeln, das Sie nicht abbauen, macht Sie gesünder und hilft Ihnen, dauerhaft schlank zu bleiben.

Bei einer Diät sollten Sie mindestens 0,8 g Eiweiß pro Körperkilogramm aufnehmen, das entspricht beispielsweise 72 g Eiweiß bei einem Mann von 90 kg Gewicht.

Fettarmes Eiweiß verändert das Verhältnis von Muskelmasse zu Körperfett. Mehr Muskeln und weniger Fett machen gesund und lassen das Problem Übergewicht dauerhaft verschwinden.

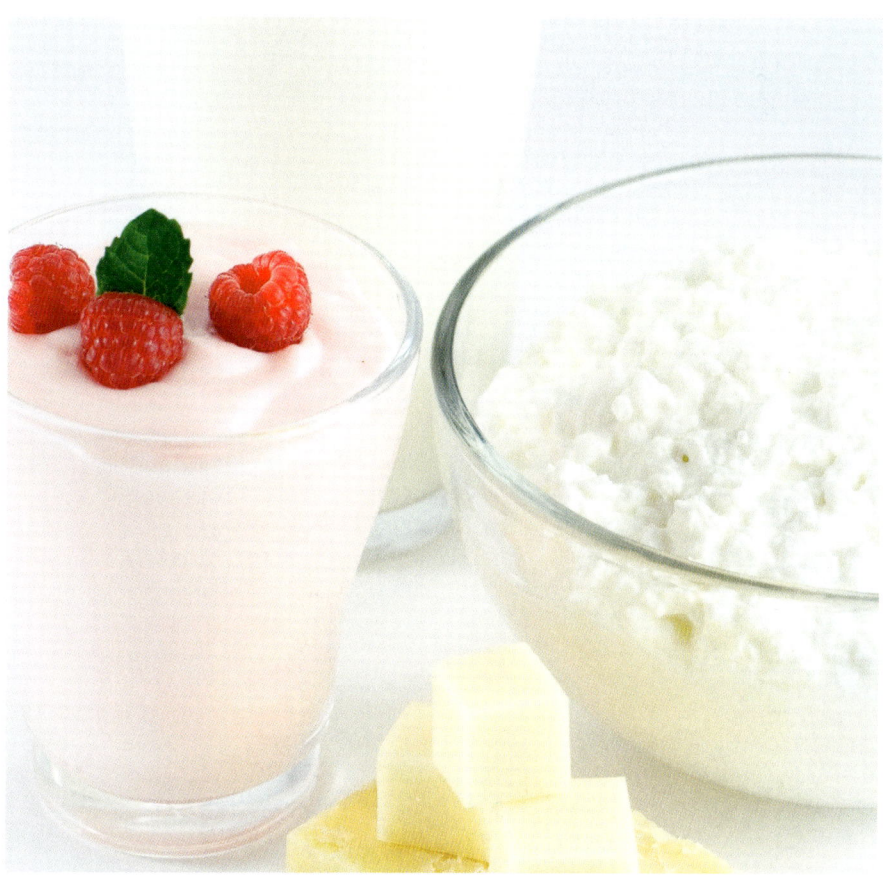

Machen Vitamine, Mineralstoffe & Co. schlank?

Vitamine, Mineralstoffe und sekundäre Pflanzenstoffe sowie einige andere Substanzen werden unter dem Oberbegriff Vitalstoffe zusammengefasst. Ernährungswissenschaftler sprechen bei Vitaminen und Mineralstoffen von Mikronährstoffen. Um optimal zu funktionieren, ist der Stoffwechsel unseres Körpers auf eine Vielzahl von Helfern – fast immer Vitalstoffe – angewiesen. Bei einer unzureichenden Versorgung mit Vitaminen und Mineralstoffen können Eiweiß-, Kohlenhydrat- und Fettstoffwechsel nicht optimal funktionieren. Viele andere Vitalstoffe wie sekundäre Pflanzenstoffe aus Gemüse und Obst erfüllen ebenfalls wichtige Aufgaben in der Nährstoffverwertung.

Der Vitalstoffbedarf steigt während einer Diät. Das ist auf erhöhte Verluste über den Urin zurückzuführen. Zudem enthält eine Kost mit weniger Kalorien in der Regel auch weniger Vitalstoffe als eine kalorienreiche Kost. Der Organismus wird insbesondere während der Gewichtsreduktion von sogenannten freien Radikalen bedroht, und der Antioxidanzien-Bedarf steigt. Auch der Abbau von Fett führt zu einem Mehrbedarf an antioxidativen Stoffen wie Vitamin C und E, Zink oder Selen. Ernährungsmedizinisch bewiesen ist, dass Übergewicht auch eine entzündungsfördernde Komponente hat, und dass viele Übergewichtige einen hohen Cortisolspiegel und auch Lebensmittelunverträglichkeitsreaktionen haben. Das erhöht den Bedarf an entzündungshemmendem Zink und erfordert mehr Antioxidanzien, um freie Radikale abzuwehren.

Um während einer Reduktionskost keine Unterversorgung an lebenswichtigen Vitalstoffen zu erleiden, sollten Sie die Müller-Diät täglich um einige Nahrungsergänzungsmittel ergänzen.

Kalzium

Kalzium aktiviert den Stoffwechsel, heizt die Verdauungsenzyme an und fördert die Verbrennung von Fettpolstern. Trinken Sie daher täglich drei Flaschen kalziumreiches Mineralwasser, das 150 mg Kalzium/Liter haben sollte.

Zimt

Zimt enthält Aromastoffe, die den Blutzuckerspiegel, die Blutfette und das LDL-Cholesterin (das sogenannte „böse" Cholesterin, das Gefäßverkalkung begünstigt) senken und damit den Heißhunger auf Süßes bekämpfen. Diabetiker können mit Zimt ihren Blutzuckerspiegel um bis zu 30 Prozent senken. Eine Prise Zimt im Kaffee oder Essen reicht da schon aus.

Chrom

Chrom verbessert die Wirkung des Insulins. Der Blutzuckerspiegel stabilisiert sich, und die Fettverbrennung wird aktiviert. Chrom ist am Kohlenhydrat-, Protein- und Fettstoffwechsel beteiligt. Es hilft gegen Heißhunger, erhöht die Fettverbrennung und ist für die Kohlenhydratverwertung zuständig.

Zink

Zink ist ein echter Fatburner und beugt Blutzuckerschwankungen und insulinbedingtem Hunger vor. In Deutschland liegt häufig Zinkmangel vor, daher sollten Sie täglich 12 bis 15 mg Zink zu sich nehmen. Zink können Sie beispielsweise reichlich über Rindfleisch aufnehmen.

Fatburner – nützliche Helfer, die es wirklich gibt

In der Presse wird viel über Fatburner berichtet. Gibt es die wirklich? Ja! Die Natur bietet uns viele natürliche Kalorienkiller, die zusammen mit Sport das Abnehmen leichter machen.

Fatburner sind Substanzen, die zu einem höheren Energiebedarf führen. Dazu gehören beispielsweise Capsaicin und Koffein. Nehmen Sie möglichst zu jeder Mahlzeit Fatburner auf, am besten 30 Minuten nach der Mahlzeit.

Vitamin C

Das Wundermittel der Models: Regelmäßig eine geschälte Zitrone vor dem Schlafengehen – und man hat weniger Figurprobleme. Mithilfe von Vitamin C wird der Nervenreizstoff Noradrenalin im Körper produziert. Dieses Hormon sorgt nicht nur dafür, dass wir Stress besser bewältigen können, sondern auch dafür, dass dabei besonders viel Fett verbrannt wird. Noradrenalin gelangt blitzschnell über die Nervenbahn in die Fettzelle, um dort das Fett abzubauen. Vitamin C aus Obst und Gemüse ist zum Abnehmen ideal!

Koffein

Koffein ist als „Wachmacher" bekannt. Tatsächlich hat Koffein eine anregende und stimulierende Wirkung. Zudem bewirkt es beim Sport während der ersten 15 bis 20 Minuten einen Anstieg der freien Fettsäuren im Blut; diese können von trainierten Ausdauersportlern als Energiequelle genutzt werden – sie wird nicht bei Belastungsbeginn aufgebraucht, sondern steht für einen späteren Zeitpunkt zur Verfügung. Bei einer 60 kg schweren Person reichen schon drei bis vier Tassen Kaffee. Koffein kann auch bei kürzeren intensiven Belastungen zu einer Leistungssteigerung beitragen. Die anregende Substanz ist nicht nur in Kaffee, sondern auch in schwarzem und grünem Tee, Colagetränken, Energy-Drinks und Kakao enthalten.

Capsaicin

Der „Scharfmacher" aus Paprika und Chili fördert den Fettabbau durch die Mobilisierung von Fettreserven. Ideale Capsaicinlieferanten sind Tabasco, Chilischoten und andere scharfe Gewürze und spezielle Nahrungsergänzungsmittel.

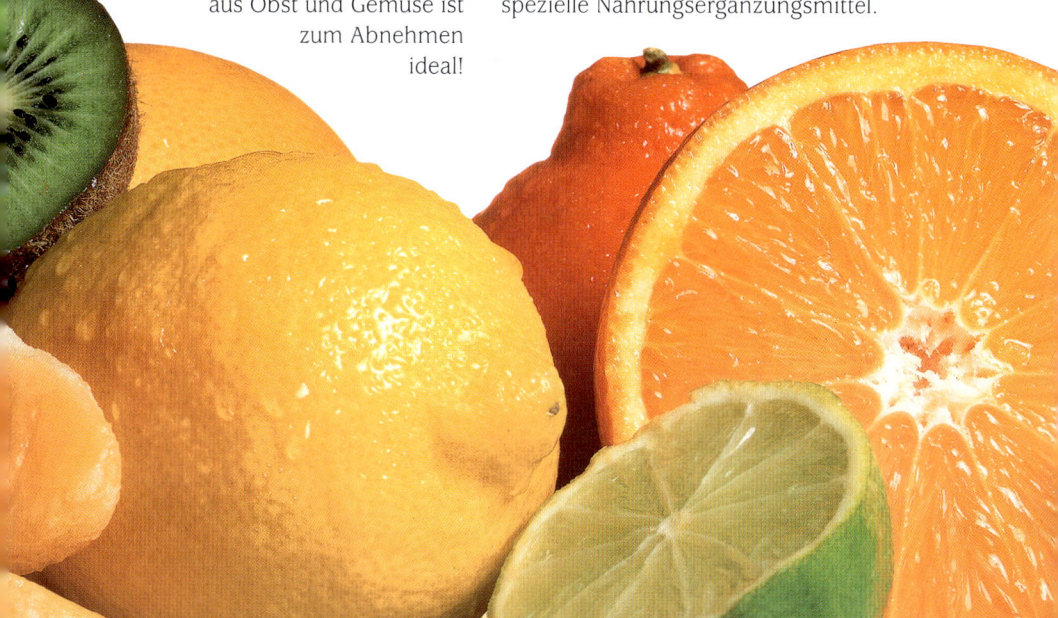

Zucker: Freund oder Feind?

Zucker wird häufig für die Entstehung von Übergewicht verantwortlich gemacht. Zucker selbst ist dafür aber sicher nicht allein verantwortlich, denn Zucker in Reinform nehmen wir relativ selten zu uns. Viel häufiger essen wir fetthaltige Süßigkeiten, die reichlich Kalorien liefern. Vor diesem Hintergrund sollten Sie Tee, Kaffee und Getränke ohne Zucker bevorzugen. Ein Beispiel: Wenn Sie ein Jahr lang anstatt des gewohnten Liters Cola oder Limonade pro Tag einen Liter Cola Light oder süßstoffgesüßte Limonade trinken und den Kaffee anstatt mit Zucker mit Süßstoff süßen, sparen Sie die kaum fassbare Summe von 215 350 kcal im Jahr ein. Das entspricht dem Kaloriengehalt von 23 kg Fett.

Natürlich macht die Verwendung von Süßstoff allein nicht schlank, denn Süßstoff macht ja nicht dünn, sondern ist einfach nur eine Substanz, die extrem süß schmeckt, dabei aber keine Kalorien hat. Wissenschaftlich nachgewiesen ist, dass Süßstoffe grundsätzlich keinen Einfluss auf den Insulinspiegel haben. Es stimmt also nicht, dass Süßstoffe Appetit oder gar Hunger machen, denn Süßstoffe haben einen Glyx von null.

Grundsätzlich gilt, dass es nicht sinnvoll ist, sich den Geschmack durch zu viel Süßes zu verderben. Setzen Sie Süßstoffe also in Maßen ein, dann haben Sie nur Vorteile und keine Nachteile.

Lightlebensmittel oder kalorienreduzierte Lebensmittel können Ihnen helfen, viele Kalorien einzusparen. Achten Sie immer auf den Kaloriengehalt und kaufen Sie solche Lebensmittel nur, wenn Sie mit dem Hinweis „Enthält xy Prozent weniger Kalorien" ausgestattet sind. Natürlich ist es sinnvoll, fettreduzierten Käse, fettreduzierte Wurst oder andere Produkte zu verzehren. Nur eines dürfen Sie nicht tun: die doppelte Menge davon essen. Denn eine Kalorieneinsparung von 40 Prozent bedeutet eben nicht, dass Sie davon so viel essen können, wie Sie wollen. In normalen Mengen gegessen, helfen Lighprodukte und kalorienreduzierte Lebensmittel bei der Gewichtsreduktion.

> Viel Zucker macht zwar glücklich – aber auch dick! Süßstoffe verursachen keinen Heißhunger und helfen beim Abnehmen.

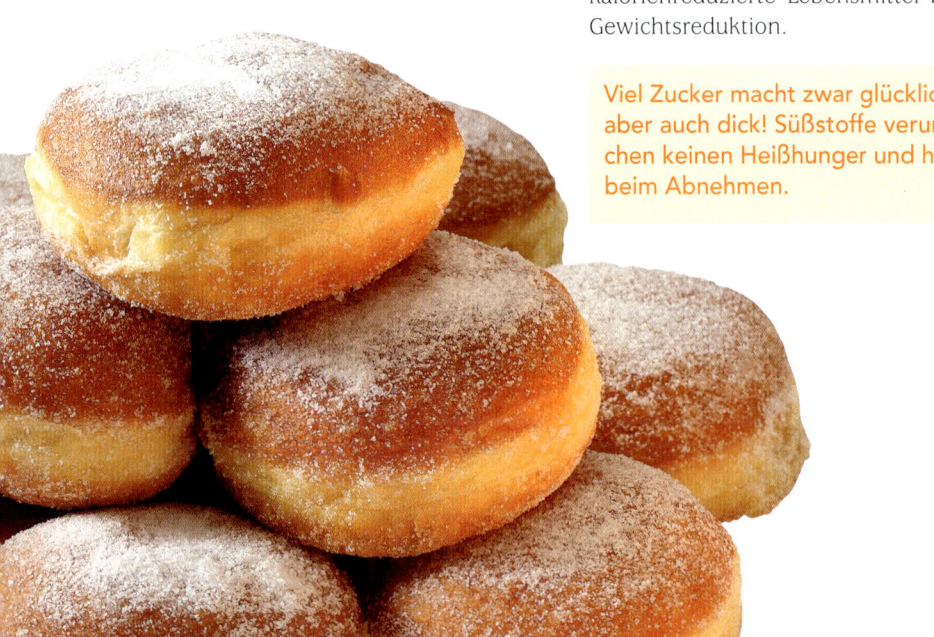

Tipps und Infos rund ums Schlankwerden

Die größten Diätlügen

Abnehmen funktioniert sowieso nicht

Falsch: Jeder Mensch kann abnehmen. Dafür muss nur eine negative Energiebilanz erreicht werden. Übergewicht entsteht, wenn wir mehr Kalorien essen als verbrauchen. Wichtig ist, dass keine muskelabbauende Crashdiät durchgeführt wird, damit es nicht zum Jo-Jo-Effekt kommt. Vielmehr ist es wichtig, das Essverhalten dauerhaft, das heißt für immer, zu verändern. Zudem ist es notwendig, den Energiebedarf durch mehr Alltagsbewegung und auch sportliche Aktivität zu steigern.

Sinnvoll ist es, wöchentlich zwischen 1 und 1,5 kg Körperfett abzubauen. Das Körpergewicht sinkt dann durch gleichzeitige Flüssigkeitsverluste und leichten Muskelabbau um mindestens 2 kg ab. Ein Gewichtsverlust von mehr als 300 g pro Tag ist immer auf einen Wasserverlust oder Muskelabbau zurückzuführen und nicht auf Fettgewebsabbau.

Alkohol macht schlank

Falsch: Darauf spekulieren wahrscheinlich nur diejenigen, die so viel Alkohol konsumiert haben, dass sie ihren Mageninhalt oral entleeren müssen. Eine in jeglicher Hinsicht ungesunde Methode. Alkoholische Getränke sind ganz im Gegenteil wahre Kalorienbomben. Entgegen gängiger Behauptungen bremst Alkohol sogar die Fettverdauung.

Ballaststoffe sind überflüssig

Falsch – im Gegenteil: Ballaststoffe, genauer: Nahrungsfasern sind überlebenswichtig. Ohne Nahrungsfasern kann die Verdauung nicht funktionieren. Zudem fördern Nahrungsfasern auch das Kauen und binden im Darm anfallende Giftstoffe, die dann über den Darm ausgeschieden werden.

Nahrungsfasern hemmen den Kohlenhydratabbau und die Aufnahme der Kohlenhydratbausteine ins Blut. Dadurch reduzieren Nahrungsfasern den Glyx von anderen Speisen. Selbst haben Nahrungsfasern keine für den Menschen direkt verfügbaren Kalorien. Im Gegenteil, denn Nahrungsfasern binden nicht nur Gifte und cholesterinreiche Gallensäuren, wodurch sie den Cholesterinspiegel deutlich senken, sie binden auch kleine Mengen Nahrungsfett, das dann nicht zu B(a)uche schlägt.

Diäten machen dick

Falsch: Eine Reduktionskost hilft beim Abnehmen. Es ist sinnvoll, eine Reduktionskost mit einem Bewegungsprogramm zu kombinieren, damit der Körperfettverlust gesteigert werden kann. Lediglich Crashdiäten oder (Heil-)Fasten sind ungeeignet, da sie den Jo-Jo-Effekt hervorrufen. Eine gesunde Reduktionsdiät führt zu einem Gewichtsverlust von 1 bis 1,5 kg wöchentlich.

Wichtig ist, dass während der Reduktionsphase ein neues Essverhalten erlernt wird, sodass das Gewicht dauerhaft erniedrigt bleibt! Wer nach der Diät wieder in sein altes Verhaltensmuster zurückfällt, bleibt nicht schlank, sondern nimmt wieder zu. Denn ein Essverhalten, das vor der Diät zum Übergewicht geführt hat, wird auch nach der Diät wieder dazu führen. Diäten, die versprechen, dass sie den Stoffwechsel für immer dauerhaft und grundsätzlich umstellen, gibt es nicht. Wer während einer Diät hungert, macht die falsche Diät!

Eier erhöhen den Cholesterinspiegel

Falsch – im Gegenteil: Obwohl Hühnereier relativ viel Cholesterin enthalten, erhöhen sie den Cholesterinspiegel beim Menschen nicht. Es gibt keine Studie, die nachweist, dass Hühnereier den Cholesterinspiegel oder gar das Herzinfarktrisiko ansteigen lassen. Aber es gibt Studien, die zeigen, dass das Lecithin aus dem Eidotter den Cholesterinspiegel senkt.

Eier gehören zu den wertvollsten Lebensmitteln überhaupt. Es spricht nichts dagegen, regelmäßig Eier zu essen, auch wenn Sie erhöhte Blutfettwerte haben. Aber essen Sie die Eier nicht zusätzlich, sondern statt Fleisch, Wurst oder Käse, denn fett- oder kalorienfrei sind Eier natürlich nicht.

Fasten macht schlank und ist gesund

Falsch – im Gegenteil: Bei einer Nulldiät oder beim Heilfasten baut der Körper vorrangig Muskeln zur Energiebedarfsdeckung ab. Das Fettgewebe bleibt in den ersten Tagen weitgehend unangetastet, und auch über längere Zeit sind die Muskelverluste relativ hoch, da der Körper kein Nahrungsprotein erhält. Daher führt Fasten auf Dauer mit Sicherheit zum Jo-Jo-Effekt. Problematisch ist auch, dass durch den Muskelverlust die Gewebsfestigkeit leidet und so Cellulitis leicht entsteht oder gefördert wird.

Überhaupt ist es nicht gesund, den Körper in einen Hungerzustand zu versetzen, da es für den Organismus mit großem Stress einhergeht. Jedes Jahr versterben Menschen in der Frühjahrsfastenzeit, da beim Muskelabbau auch der Herzmuskel in Mitleidenschaft gezogen wird. In keinem Fall darf ohne ärztliche Begleitung gefastet werden.

Gummibärchen sind besser als Schokolade

Falsch: Über viele Jahre ist behauptet worden, dass Kohlenhydrate überhaupt nicht dick machen. Zudem würde nur derjenige dick, der viel Fett esse. Das ist aber so nicht richtig, denn eine Kalorie ist eine Kalorie. Gummibärchen machen also nicht schlank und Schokolade macht nicht dick? So einfach ist das nicht. Allerdings sind 100 kcal in Form von Schokolade verglichen mit 100 kcal in Form von Gummibärchen schon unterschiedlich zu bewerten.

Grundsätzlich führen Gummibärchen, die extrem viel Zucker, aber keinerlei Nahrungsfasern enthalten, zu einem deutlichen Anstieg des Insulinspiegels. Schokolade lässt aufgrund ihres hohen Fettgehaltes den Blutzuckerspiegel nur sehr milde ansteigen, und das führt zu einer geringeren Insulinausschüttung. Daher machen Gummibärchen Hunger auf mehr. Schokolade ermöglicht im Rahmen einer Reduktionskost einen guten Fettabbau, hemmt den Fettaufbau und führt nicht zu größeren Hungerattacken.

Honig ist gesünder als Zucker

Falsch: Honig besteht überwiegend aus Zucker. Da Honig durch seine Konsistenz lange auf dem Zahnschmelz haftet, ist die Kariesgefahr durch Honig sehr hoch. Gleichzeitig ist der Gehalt an Vitaminen, Mineralstoffen oder anderen Vitalstoffen nur dann in Honig deutlich höher, wenn dieser nicht heiß gepresst oder heiß geschleudert wurde. Besonders hochwertig scheint deutscher Bienenhonig zu sein. Das ideale Süßungsmittel bei einer Gewichtsreduktion ist weder Zucker noch Honig, sondern Süßstoff, der völlig kalorienfrei ist und keinen Einfluss auf die Hunger-Sättigungs-Regulation ausübt. Honig ist von den Inhaltsstoffen ausgehend nicht deutlich gesünder als Zucker. Im Endeffekt ist es Geschmackssache, ob man Honig oder Zucker verwendet.

Idealgewicht ist gut für den Körper

Falsch: Das sogenannte „Idealgewicht" ist eine Formel, die von US-amerikanischen Lebensversicherungen stammt. Das Normalgewicht berechnete sich aus dem inzwischen überholten Broca-Index Körpergröße in Zentimeter minus 100 = Normalgewicht. Beim Mann ergab sich das Idealgewicht durch den zusätzlichen Abzug von 10 Prozent und bei der Frau durch den Abzug von 15 Prozent vom Normalgewicht.

Gradmesser für die Bewertung des Körpergewichts ist heute weltweit der sogenannte Body-Mass-Index (BMI). Der BMI ist das Ergebnis aus dem Körpergewicht in Kilogramm geteilt durch die Körperlänge in Metern zum Quadrat. Ein normaler BMI liegt zwischen 19 und 25. Eine deutliche Steigerung der Wahrscheinlichkeit des Auftretens von Krankheiten ist ab einem BMI von 27 gegeben. Auch ein BMI unter 19 ist bedenklich. Idealerweise liegt der BMI bei 23. Ab 25 spricht man von Übergewicht, und ein BMI über 30 bedingt die Diagnose Adipositas – also krankhaftes Übergewicht. Ab 40 ist mit einer deutlichen Erhöhung der Todesrate zu rechnen.

Jo-Jo-Effekt kann man nicht vermeiden

Falsch: Viele Übergewichtige machen häufig Diäten und werden schließlich durch den Jo-Jo-Effekt immer dicker und nicht schlanker.

Der Jo-Jo-Effekt ist ernährungsmedizinisch einfach zu erklären: Bei einer Diät versucht der Organismus den Energiebedarf einzuschränken, damit die Fettreserven länger ausreichen. Die effektivste Möglichkeit der Energiebedarfsreduktion ist der Abbau von Muskulatur, da diese reichlich Energie verbraucht. Baut der Körper Muskeln ab, kommt er mit weniger Energie aus; die Fettreserven halten länger vor. Außerdem reduziert der Körper bei einer Diät, die der Organismus sozusagen mit einer Hungersnot verwechselt, verschiedene energieverbrauchende Stoffwechselleistungen und die Körpertemperatur. Auch nach einer unterkalorischen Ernährung bleibt normalerweise der Energiebedarf erniedrigt, da der Energieverbrauch der abgebauten Muskeln fehlt und der Körper in erster Linie Fettgewebe aufbaut.

Durch eine ausgewogene, dauerhafte Ernährungsumstellung kann man den Jo-Jo-Effekt überwinden. Crash-Diäten hingegen führen geradewegs zur Gewichtszunahme.

Kalorienzählen ist überflüssig

Falsch: Eine Gewichtsreduktion ist nur möglich, wenn der Körper mehr Energie verbraucht als er zugeführt bekommt. Damit ist das Zählen der Kalorien die wichtigste Maßnahme zum Abbau von Übergewicht. Der durchschnittliche Energiebedarf von Frauen liegt zwischen 1800 und 2200 kcal, Männer verbrauchen durch den höheren Muskelanteil täglich zwischen 2000 und 2400 kcal. Eine ideale Reduktionskost liefert zwischen 1200 und 1600 kcal. Wer die Kalorien nicht zählt, dem gelingt es in der Regel nicht, die Zufuhr einzuschätzen und sinnvoll an Gewicht abzunehmen.

Lightlebensmittel helfen nicht beim Abnehmen

Falsch – das Gegenteil ist der Fall. Lightlebensmittel haben in der Regel weit weniger Kalorien als normale Produkte. Das können Sie leicht an der entsprechenden Kennzeichnung – beispielsweise „enthält 30 Prozent weniger Kalorien" – erkennen. Auch der Begriff „kalorienreduziert" gibt Ihnen die Sicherheit, dass Sie richtig liegen und viele Kalorien einsparen. Die Industrie erreicht das in der Regel durch den Einsatz von Süßstoff oder den Austausch von Fett durch magere Zutaten. Das ist aus ernährungsmedizinischer Sicht sinnvoll. Dadurch sparen Sie reichlich Kalorien ein und nehmen leichter ab.

Die Energieeinsparung bei Lightprodukten liegt meist bei 30 bis 50 Prozent. Entscheidend für die Effektivität von Lightprodukten im Rahmen einer Reduktionskost ist, dass es tatsächlich zu einer Kalorieneinsparung kommt. Sie dürfen von Lightprodukten also nicht mehr essen als bisher. Lightprodukte führen übrigens nicht zu einem Hungergefühl. Sie sind genauso sättigend wie normale Lebensmittel. Daher sind Lightlebensmittel ein sinnvoller Bestandteil jeder Reduktionskost, da sie beim Abnehmen helfen und oft auch gut schmecken. Denken Sie daran: Wer zur Buttercremetorte Kaffee mit Süßstoff bestellt, nimmt sicher nicht durch den Süßstoff zu. Wer pfundweise kalorienreduzierten Joghurt isst, nimmt natürlich zu, denn kalorien*frei* ist der Joghurt nicht.

Margarine hat weniger Kalorien als Butter

Falsch: Der Fettgehalt und der Kaloriengehalt von Butter und Margarine sind praktisch identisch. Lediglich durch ihren Gehalt an verschiedenen Fettsäuren und Cholesterin unterscheiden sich Butter und Margarine. Im Rahmen einer Reduktionskost sollte nicht zu viel Fett aufgenommen werden, da Fett mit 9 kcal pro Gramm besonders energiereich ist. Butter und Margarine sollten Sie ausschließlich als Streichfett verwenden, da sie zum Braten völlig ungeeignet sind. Dafür sollten Sie ausschließlich Öle verwenden. Zur Kalorieneinsparung eignet sich Halbfettmargarine oder Milchhalbfett (Halbfettbutter). Aber auch davon sollten Sie nur wenig verwenden!

Obst macht auch dick

Falsch: Obst besteht zu 80 Prozent aus Wasser, und Wasser hat keine Kalorien. Außerdem enthält Obst relativ viele sättigende Nahrungsfasern und hat meist einen niedrigen Glyx. Das trifft insbesondere für rohes Obst mit Schale zu. Obst ist praktisch fettfrei und hat sehr wenig Kalorien. Daher ist es ein idealer Begleiter für jede Reduktionskost.

Essen Sie Obst zu den Mahlzeiten, aber nicht zwischendurch, damit in der Bauchspeicheldrüse nicht zu viel Insulin produziert wird. Täglich mindestens 250 g Obst sind nötig, um dem Körper die notwendigen Vitamine, Mineralstoffe und sekundären Pflanzenstoffe zu liefern. Auch Bananen und Weintrauben führen im Vergleich zu Salami, Buttercremetorte oder Chips nicht zu Übergewicht. Praktisch ist es unmöglich, durch Obst zuzunehmen!

Pfunde werden nicht vererbt

Falsch: In den meisten Menschen in den westlichen Industrieländern stecken heute „Übergewichtsgene". Ernährungsmediziner gehen davon aus, dass rund 75 Prozent der Menschen insgesamt und fast alle Übergewichtigen heute in ihrem Genmaterial etwas aufweisen, das die Entstehung von Übergewicht fördert. Vererbt wird aber nur die Anlage und nicht das Übergewicht selbst. Wer also gesundheitsbewusst isst und sich reichlich bewegt, kann seinen Genen sozusagen davonlaufen, wie Untersuchungen an eineiigen Zwillingen beweisen.

Oftmals genetisch festgelegt ist die Insulinresistenz, die zu einem deutlichen Anstieg des Insulinspiegels führt. Bei vielen Übergewichtigen ist auch die Insulinproduktion nach der Nahrungsaufnahme überschießend, sodass es trotz oder gerade wegen Snacks zu Hunger kommt. Auch der Energiebedarf ist teilweise genetisch festgelegt: viele Menschen nehmen einfach rasanter zu als andere. Aber auch hier lässt sich mit Bewegung und einer Ernährungsanpassung gegensteuern. Jeder kann abnehmen – egal wie dick die anderen in der Familie sind!

Süßstoff macht hungrig und dick

Falsch: Süßstoffe helfen vielmehr beim Abnehmen, da sie keine oder praktisch keine Energie liefern. Süßstoffe sind Substanzen, die süß schmecken. Eine pharmakologische Wirkung in der Hunger-Sättigungs-Regulation haben sie jedoch nicht. Süßstoffe haben auch keine Wirkung auf den Insulinspiegel und die Blutzuckerregulation.

Aber verwenden Sie nicht zu viel – überdosiert schmeckt Süßstoff nicht.

Trainieren verbraucht wenig Kalorien

Falsch – im Gegenteil: Die Muskeln sind die „Hochöfen" des Körpers, die den ganzen Tag mit reichlich Energie versorgt werden müssen. Muskeln verbrauchen auch bei Ruhe mehr Energie als Fett- oder Gehirnzellen. Zudem brennen Muskelzellen nach dem Sport sozusagen nach. Wenn in einer halben Stunde Schwimmen 350 kcal verbraucht werden, ist davon auszugehen, dass in der Nachfolgezeit auch bei Ruhe ein weiterer Energieverbrauch in der gleichen Menge erfolgt.

Eine Gewichtsreduktion nur durch Bewegungssteigerung ist schwierig. Dafür müsste die Bewegungsintensität schon auf täglich ein bis zwei Stunden gesteigert werden, um wöchentlich 1 kg Fettgewebe abzubauen. Eine Reduktionskost ohne Sport ist aber wenig erfolgversprechend, da die nicht beanspruchten Muskeln leichter abgebaut werden. Daher gehört zu jedem Ernährungsprogramm auch ein Bewegungsprogramm.

Im Rahmen einer Reduktionskost sollten Sie am besten jeden zweiten Tag mindestens 30 Minuten Ausdauersport betreiben. Aber erwarten Sie nicht, dass Sie nach einer Stunde Sport 1 kg Fettgewebe abgebaut haben – so schnell geht das natürlich nicht. Vor allem: essen Sie nicht reichlich nach dem Sport – sonst bleibt der Effekt natürlich weitgehend aus.

Vegetarier nehmen schneller ab

Falsch: Das stimmt nicht, da es nicht darauf ankommt, ob man Fleisch isst oder nicht, sondern wie viele Kalorien man aufnimmt. Auch Vegetarier nehmen kalorienreiche Lebensmittel zu sich: Nüsse und pflanzliche Öle liefern beispielsweise jede Menge Energie, sind aber aus einem vegetarischen Speiseplan kaum wegzudenken.

Viel abnehmen ist gesund

Falsch – im Gegenteil: Wissenschaftliche Studien zeigen deutlich, dass große Gewichtsreduktionen in der Regel nicht dauerhaft erfolgreich sind. Ernährungsmedizinisch sinnvoll ist es, in einem Jahr zehn Prozent – bezogen auf das Ausgangsgewicht – zu reduzieren Beispiel: Ein Ausgangsgewicht von 100 kg bedeutet, dass eine Abnahme von 10 kg innerhalb eines Jahres ausreichend ist. Eine starke Gewichtsreduktion kann negative Folgen wie starken Muskelabbau, Gichtanfälle oder Ähnliches hervorrufen. Setzen Sie sich Ziele, die erreichbar sind! Nehmen Sie besser nur einige Kilo ab, und halten Sie das erniedrigte Gewicht dauerhaft, als dass Sie auf einmal 25 kg in drei Monaten abnehmen und in den folgenden sechs Monaten wieder 30 kg zunehmen.

Zucker macht dick

Falsch: Zucker allein führt nicht zu Übergewicht. Auch ist Zucker nicht für die Entstehung von Diabetes mellitus, Karies oder anderen Erkrankungen verantwortlich. Zucker ist ein hochwertiges Lebensmittel, das aber als Genussmittel gesehen werden sollte.

Zucker (Saccharose) enthält zwar pro Gramm 4 kcal, aber das ist der gleiche Kaloriengehalt wie bei Stärke und deutlich weniger als bei Fett. Zudem nehmen wir durchschnittlich nur 80 g Zucker täglich auf. Der Glyx von Haushaltszucker ist relativ gering, da Zucker nur zu einer Hälfte aus dem stark blutzuckersteigernden Traubenzucker besteht. Der in Zucker enthaltene Fruchtzucker hat einen sehr niedrigen Glyx und lockt praktisch kein Insulin aus der Bauchspeicheldrüse. Problematisch ist, dass viele zuckerhaltige Lebensmittel auch reichlich Fett enthalten. Im Rahmen einer gewichtsreduzierenden Ernährungsweise sollte wenig Zucker aufgenommen werden und stattdessen auf Süßstoffe zurückgegriffen werden.

Es gibt Menschen, die nehmen einfach nicht ab

Falsch: Viele Menschen haben tatsächlich große Probleme bei der Gewichtsreduktion. Das kann auch an Nahrungsmittelunverträglichkeiten oder speziellen Formen der Nahrungsmittelallergie liegen. Dadurch produziert der Körper viele Botenstoffe, die zu entzündlichen Prozessen führen – und das macht eine Gewichtsreduktion kompliziert. Mit einer einfachen Untersuchung können Sie herausfinden, ob Sie unter solchen Problemen leiden.

Mit Schlankheitsmitteln nimmt man immer ab

Falsch, leider! Schlank auf Rezept. Für viele Übergewichtige ist das ein Wunschtraum. Aber: es gibt weltweit kein Schlankheitsmittel, das auf Knopfdruck schlank macht. Viele Produkte können überhaupt nicht halten, was sie versprechen. Die beliebtesten Schlankheitsmittel haben oft gar keine Wirkung.

Wesentlich effektiver sind Produkte, die sättigend wirken, oder natürlich sättigende Voluminizer. Grundsätzlich sinnvoll ist der Einsatz von Voluminizern zur Förderung der nachhaltigen Sättigung und Gesundheitsförderung. Voluminizer sind Pflanzenfasern, die reichlich Wasser binden und so die Sättigungsrezeptoren des Magens langfristig stimulieren und keinen Hunger aufkommen lassen (Rezept S. 46).

Bin ich überhaupt zu dick?

Immer mehr Fett und immer weniger Muskeln

Ab dem 35. Lebensjahr bauen wir zusehends ab: Muskeln verschwinden und Fett lagert sich rasch an. Das führt zu Übergewicht und vielen Krankheiten. Der Muskelabbau im Laufe eines Lebens ist zwar normal, wird aber noch verstärkt durch unseren sitzenden Lebensstil. Weniger Muskeln bedeutet weniger Energiebedarf. Dagegen gibt es nur zwei Möglichkeiten: weniger Essen oder sich mehr bewegen.

So viele Kalorien dürfen es täglich sein:

Alter	Durchschnittlicher Energiebedarf pro Tag in Kilokalorien (kcal)
Jugendliche und Erwachsene (m)	
15 bis 18 Jahre	3 075
19 bis 24 Jahre	3 075
25 bis 50 Jahre	2 950
51 bis 64 Jahre	2 675
65 Jahre und älter	2 400
Jugendliche und Erwachsene (w)	
15 bis 18 Jahre	2 450
19 bis 24 Jahre[1, 2]	2 350
25 bis 50 Jahre[1, 2]	2 275
51 bis 64 Jahre	2 150
65 Jahre und älter	1 950

[1] Schwangere erhalten über die gesamte Schwangerschaft eine Zulage von 255 kcal pro Tag

[2] Stillende erhalten folgende Zulagen:
 – bis einschließlich 4. Monat: 635 kcal pro Tag
 – weiter volles Stillen nach dem 4. Monat: 525 kcal pro Tag
 – nur teilweises Stillen nach dem 4. Monat: 285 kcal pro Tag

modifiziert nach D-A-CH-Referenzwerte für die Nährstoffzufuhr, 2000

Das richtige Gewicht: Der BMI

Übergewicht ist in erster Linie ein gesundheitliches, für viele Menschen aber auch ein ästhetisches Problem. Natürlich sollen Sie sich in erster Linie selbst gefallen, aber manchmal trübt die eigene Wahrnehmung. Mithilfe des Body-Mass-Index (BMI) finden Sie heraus, wie übergewichtig Sie wirklich sind. Er wird wie folgt berechnet:

$$\frac{\text{Körpergewicht in Kilogramm}}{\text{Körperlänge in Metern zum Quadrat}} = \text{BMI}$$

Wiegt zum Beispiel eine junge Frau 61 kg und ist 1,69 m groß, berechnet sich ihr BMI: 61 : (1,69 x 1,69) = 61 : 2,8561 = 21,3 kg/m^2 (= BMI). Sie ist damit im Bereich der Norm. Der Normalbereich liegt zwischen BMI 18,5 und 24,9. Nach der Definition der Weltgesundheitsorganisation (WHO) gilt als übergewichtig, wer einen BMI zwischen 25 und 29,9 hat. Von Adipositas sprechen Ernährungsfachleute ab einem BMI von mehr als 30.

Aber der BMI macht natürlich keine Aussage über die Figur, und ein trainierter BMI 20,5 sieht besser aus und ist gesünder als ein untrainierter BMI 20,5.

Die Waage ist blind!

Die Waage zeigt bei einem muskulösen Zehnkämpfer ein hohes Gewicht an, und bei einem untrainierten Menschen mit Bauch vielleicht ein normales Gewicht. Sie zeigt nicht an, ob Sie Fett oder Muskeln abgebaut haben. Die Waage sieht auch nur, ob sie zu- oder abgenommen haben, und nicht, ob Sie Fett, Wasser oder Muskeln verloren haben – sie ist einfach blind.

Mithilfe des BMI kann man immerhin feststellen, ob man zu viel, zu wenig oder genau das richtige Gewicht hat, er verrät aber nichts über die Körperzusammensetzung. Ein muskulöser Sportler oder eine Sportlerin können einen BMI von mehr als 25 haben, ohne dick zu sein.

Mittels der bioelektrischen Impedanzanalyse (BIA) lässt sich die Körperzusammensetzung exakt erfassen. Sie zeigt, in welchem Verhältnis die Komponenten Fett, Wasser und Muskelmasse zueinander stehen. Dazu wird ein ungefährlicher Strom in den Körper geleitet, um den Widerstand zu messen: Viel Widerstand bedeutet viel Fettgewebe im Körper. So können Sie genau sehen, ob Sie Fett abgebaut und Muskelmasse aufgebaut haben. Viele Arztpraxen und Fit-

Der Body-Mass-Index (BMI)

Altersgruppe	BMI Normalgewicht	BMI Untergewicht
19 bis 24 Jahre	19 bis 24	unter 19
25 bis 34 Jahre	20 bis 25	unter 20
35 bis 44 Jahre	21 bis 26	unter 21
45 bis 54 Jahre	22 bis 27	unter 22
55 bis 64 Jahre	23 bis 28	unter 23
65 Jahre und älter	24 bis 29	unter 24

nesscenter verfügen über besonders genaue BIA-Messgeräte. Auch im Kaufhaus gibt es inzwischen preiswerte Fettwaagen.

Körperfettanteil

normal	20–30 %
leichtes Übergewicht	30–35 %
starkes Übergewicht	35–45 %

Ist Übergewicht erblich?

Nein, Übergewicht selbst ist nicht vererblich. Vielmehr ist genetisch festgelegt, ob Ihr Körper eher zum „Hamstern" neigt oder nicht. Außerdem ist der zu hohe Insulinspiegel anscheinend auch in den Genen festgelegt ist. Mindestens 75 Prozent der Bevölkerung haben die Entstehung von Übergewicht in ihrem genetischen Material verankert.

Trotzdem können Sie gegen Ihre biologischen Prozesse ankommen, indem Sie sich mehr bewegen und kalorienärmer essen. Grundsätzlich nimmt jeder Mensch durch eine Kalorieneinschränkung und/oder Bewegung an Körperfett ab. Je länger aber Übergewicht besteht, desto schwieriger ist das Abnehmen. Je länger die Fettzellen prall gefüllt sind, desto höher ist der Insulinspiegel und desto stärker ist die Hunger-Sättigungs-Regulation gestört. Aber neben den genetischen Faktoren spielen insbesondere die Ernährungsweise und die körperliche Aktivität eine wichtige Rolle bei der Entwicklung von Übergewicht. Und an diesen Schrauben können Sie drehen!

Problemzonen: Bauch, Beine und Po

Wer schon oft gefastet oder eine lange „Diätkarriere" mit Ab- und Zunahmephasen hinter sich hat, verfügt über wenig Muskulatur unter reichlich Fettgewebe. Dadurch nimmt man schlechter ab, und der Jo-Jo-Effekt schlägt voll zu. Frauen haben übrigens fast immer mehr Fettgewebe und weniger Muskeln als Männer. Nur Muskeln verdrängen das Fettgewebe auf Dauer. Sie wirken darüber hinaus wie

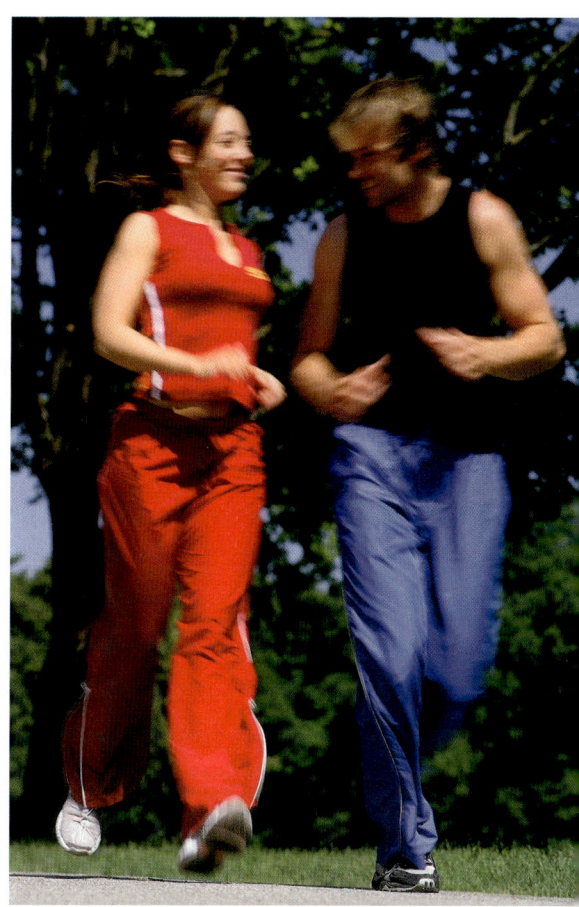

kleine Energiezellen, die ständig neuer Energie bedürfen, die sie wiederum aus den Fettzellen beziehen. Muskeln verbrennen sogar dann Fett, wenn wir uns nicht bewegen oder schlafen.

Bewegung tut gut

Der Sinn einer Diät ist, vor allem Fett, nicht aber Muskulatur abzubauen. Ganz verhindern lässt sich der Muskelverlust zwar nicht, aber Sie können ihn in Grenzen halten. Dazu ist Bewegung wichtig. Im Rahmen einer Gewichtsreduktion wird man häufig schlapp und lustlos – und bewegt sich noch weniger als sonst. Der Körper, dem ja während einer Diät weniger Energie zugeführt wird als er verbraucht, baut seine Reserven ab.

Zunächst verwendet er auch die in den Muskeln gespeicherte Energie in Form von Glykogen und Eiweiß. Doch der Körper verbraucht nicht wahllos irgendwelche Stoffe, sondern in erster Linie die, die er als „nicht so wichtig" ansieht. Also zeigen Sie ihm, dass Sie alle Ihre Muskeln brauchen, und bewegen Sie

sich regelmäßig! Das erhöht außerdem Ihren Energieverbrauch und Ihr Wohlbefinden. Zudem fängt Ihr Körper eher an, Fett zu verbrennen.

Es ist nicht erforderlich, dass Sie jeden Tag bis zum Umfallen Sport treiben. Sport sollte vor allem auch Spaß machen! Sinnvoll ist es, jeden oder zumindest jeden zweiten Tag den Puls durch Muskelarbeit für 30 bis 60 Minuten auf 120 bis 130 Schläge pro Minute zu bringen. Das können Sie am besten, wenn Sie gemeinsam mit anderen im Verein oder in der privaten Gruppe Sport treiben, denn dann ist die Motivation größer, als wenn Sie alleine joggen.

Grundsätzlich sind Ausdauersportarten gut; auch ein gezieltes Muskelaufbautraining kann sinnvoll sein. Gehen Sie jeden Tag 20 Minuten spazieren. Das kann im Grunde fast jeder! In der wärmeren Jahreszeit kann es auch Radfahren sein, oder gehen Sie in einen Tanzsportverein oder zum Volleyball.

- Wenn Sie nur dreimal wöchentlich eine halbe Stunde schwimmen, verbrauchen Sie 948 kcal in der Woche zusätzlich, und das sind in einem Jahr insgesamt 49 296 kcal. Auch nach dem Sport verbrauchen Sie noch Energie, denn da liegt der Gesamtenergieverbrauch mindestens 50 Prozent höher, sodass Sie in einem Jahr bei 90 Minuten Schwimmen wöchentlich gut und gerne 73 000 kcal verbrauchen. Das erbringt übrigens eine Gewichtsabnahme von mehr als 10 kg in einem Jahr.
- Wenn Sie ein Jahr lang jeden Tag eine halbe Stunde zügig spazieren gehen, verlieren Sie keine Muskulatur und bauen 7 kg Fettgewebe ab. Gleichzeitig

Kalorienverbrauch bei verschiedenen sportlichen Tätigkeiten

sportliche Tätigkeit	Kalorienverbrauch pro 30 Minuten
Brustschwimmen	316 kcal
Fußball	258 kcal
Gymnastik	130 kcal
Laufen (11 km/h), Ebene	380 kcal
Laufen (6 km/h), Ebene	250 kcal
Radfahren (15 km/h)	196 kcal
Skifahren	192 kcal
Tennis	214 kcal
Volleyball	100 kcal

straffen Sie Ihr Gewebe und verbessern Ihre Silhouette.

- Übergewichtige Menschen verbrauchen bei sportlicher Tätigkeit etwas mehr Energie als Normalgewichtige, denn sie schleppen mehr Pfunde mit sich herum. Um 1 kg Fettgewebe abzubauen, müssen Sie aber schon elf Stunden Langlaufski betreiben oder 19 Stunden Walzer tanzen. Vor diesem Hintergrund ist es leicht zu verstehen, dass alle sinnvollen Ernährungsprogramme auch tägliche Bewegung einschließen.

An diesen kleinen Beispielen können Sie sehen, dass sich Bewegung lohnt: Für Ihre Figur und Ihre Gesundheit. Fangen Sie am besten gleich an. Aber vergessen Sie nicht, eventuell vorher mit Ihrem Arzt zu besprechen, welche Bewegungs- und Sportarten für Sie geeignet sind, oder lassen Sie sich in einem qualifizierten Fitnesscenter oder im örtlichen Sportverein beraten. Fragen Sie auch bei der Krankenkasse oder der Volkshochschule nach entsprechenden Programmen und Gruppen. Denn Sport soll ja nicht Mord sein, sondern Ihnen gut tun. Auf geht's!

Treiben Sie regelmäßig eine halbe Stunde Sport.

Entspannen Sie sich schlank

Viele übergewichtige Menschen neigen während einer Diät zu depressiver Verstimmung und psychischen Problemen. Entspannung baut Stress ab, und das macht froh und glücklich. Stress führt zur Ausschüttung von Stresshormonen, die wiederum Hunger und Appetit hervorru-

fen, einen Einfluss auf den Insulin- und Blutzuckerspiegel haben und damit insgesamt eine Reduktionskost im Erfolg deutlich hemmen. Erkundigen Sie sich bei der Volkshochschule, Familienbildungsstätten oder Ihrer Krankenkasse nach entsprechenden Angeboten. Entspannung macht einfach schlank – aber: Nur Entspannung reicht nicht aus, um abzunehmen. Niemand kann sich schlank denken!

Stress fördert Hunger und Appetit. Achten Sie während Ihrer Diät auf regelmäßige Entspannung.

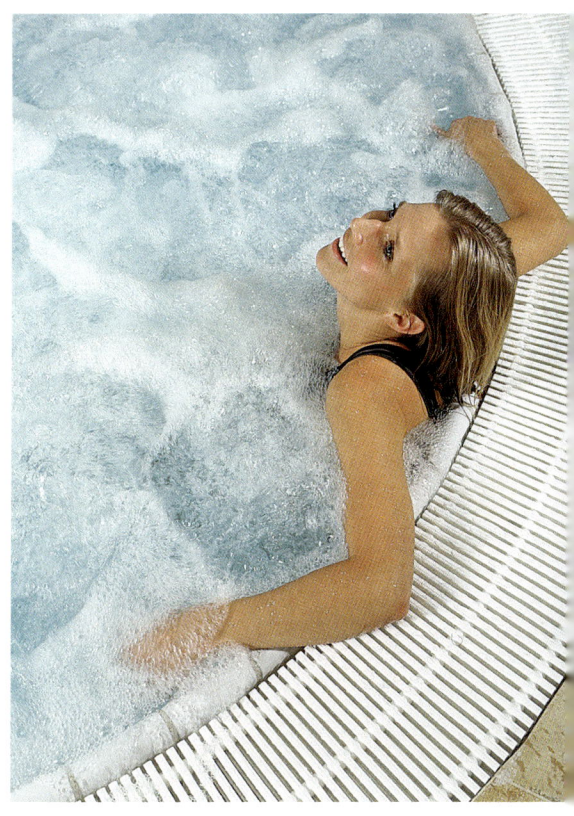

Grundsätzlich sollten Diäten möglichst wenig verbieten, denn sonst geraten Sie in den „Eiffelturmkonflikt": Versuchen Sie einfach mal, überhaupt nicht an den Eiffelturm zu denken. Und siehe da: Sie denken an den Eiffelturm. Das geht gar nicht anders. Wenn Sie sich also den süßen Geschmack oder Fett total verbieten, haben Sie den Schritt zur ersten Überschreitung Ihrer übertriebenen Regeln schon gemacht. Wenn Sie dann etwas Süßes oder Fettiges essen, fühlen Sie sich wie ein Versager und bauen Ihren Stress und Ihre Schwäche vielleicht sogar über weitere Nahrungsaufnahme ab. Daher ist während der Müller-Diät nur das Verbot verboten. Vergessen Sie nie: Wer denkt „Ich darf kein Marzipan mehr essen", denkt unweigerlich den ganzen Tag an Marzipan.

Ein schlechtes Gewissen macht dick und unglücklich, Genuss macht schlank. Genießen kann man schließlich nicht nur Pommes mit Mayo oder Maxitafeln Nussschokolade. Genuss können auch Erdbeeren, Nussmüsli oder Schokoladenquark bieten. Die Müller-Diät bietet Ihnen viele Möglichkeiten, neue Genüsse kennenzulernen und dabei auch noch dauerhaft abzunehmen.

Grundsätzlich gilt: Wer die richtige Lebensmittelwahl trifft, darf oder vielmehr muss richtig viel essen. Denn gesunde Ernährungsweise führt nicht zu Übergewicht. Wer bei einer Reduktionskost Hunger schiebt, macht die falsche Diät.

Die 11 besten Tipps zum Abnehmen

Abnehmen ist kein Kinderspiel und keine Hexerei. Aber mit der Müller-Diät haben schon viele Tausend Übergewichtige dauerhaft ihr Gewicht reduziert. Dabei ist zur Optimierung des Stoffwechsels eine Reduktion des Körpergewichts von fünf bis zehn Prozent im Jahr (also von 90 auf 85 bis 81 Kilogramm innerhalb von zwölf Monaten) ausreichend. Diese leichte Gewichtsreduktion verbessert den hormonellen Status und wirkt gegen die Insulin- und Leptinresistenz, sodass eine weitere – wenn überhaupt erforderlich – Gewichtsreduktion immer einfacher wird. Ihre Fettzellen und Ihr Stoffwechsel arbeiten dann nicht mehr gegen Sie, sondern mit Ihnen für eine schlanke Linie. Achten Sie darauf, dass Sie sich täglich ausreichend bewegen – jeden Tag mindestens 3000 Schritte zusätzlich. Ideal ist die Kombination aus Ausdauer- und Kraftsport. Die Fettverbrennung fördern Sie, wenn Sie nach einer Sporteinheit von

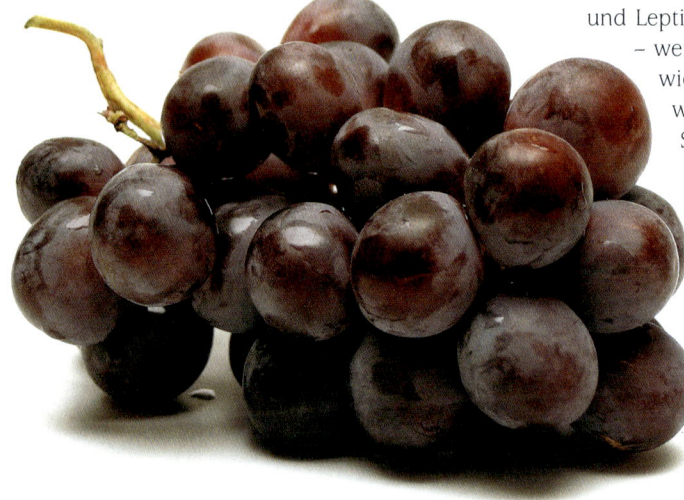

15 Minuten eine Pause etwa zehn Minuten einlegen. Trinken Sie reichlich Wasser vor, während und nach dem Sport. Nehmen Sie vor dem Sport Kohlenhydrate (Vollkornbrot mit etwas Harzer-Käse oder Kochschinken) und nach dem Sport vorwiegend Protein (Hüttenkäse oder Magerquark) auf. Das verbessert die Trainingswirkung und fördert die Fettverbrennung.

1. Die richtige Reihenfolge macht schlank

Es macht einen Unterschied, ob Sie einen Salat vor, während oder nach einer Mahlzeit essen. Wenn Sie, wie im Restaurant oft üblich, nur einen kleinen Salat während oder nach der Mahlzeit essen, verspüren Sie kaum Sättigung, und das Dessert fällt viel zu üppig aus. Gewöhnen Sie sich an, grundsätzlich Gemüse und Obst vor oder zu Beginn einer Mahlzeit zu essen. Die enthaltenen Nahrungsfasern fördern die Sättigung. Im Magen quellen sie mit Flüssigkeit auf. Sie bilden ein Volumen im Magen, das dauerhaft sättigt. Außerdem müssen Sie Gemüse und Obst gründlich kauen, denn Kauintensität und -dauer fördern ebenfalls die Sättigung. Trinken Sie außerdem reichlich kalziumreiches Mineralwasser vor, zwischen und nach den Mahlzeiten.

2. Würzen Sie kräftig

Kräuter und Gewürze fördern nicht nur die Verdauung und machen die Nahrungsmittel verträglich und schmackhaft, sie enthalten zudem viele gesundheitsförderliche Substanzen. Aber auch Salz ist nicht abzulehnen. Im Gegenteil: Viele Diäten sind extrem salzarm. Dadurch verliert der Körper übergroße Mengen an Flüssigkeit und trocknet aus. Oft-

mals merkt man das daran, dass man sich schlecht konzentrieren kann. Verwenden Sie also fluoridiertes Jodsalz mit Folsäure. Sie führen damit dem Körper das notwendige Salz zu, das auch dazu dient, den Blutdruck nicht zu stark abfallen zu lassen.

3. Ballaststoffe machen satt und schlank

Ballaststoffe sind unverdauliche Pflanzenfasern. Diese Fasern sind Gesundheit pur: Sie senken den Cholesterinspiegel, führen zu einem langsamen Blutzuckeranstieg und machen dauerhaft satt. Außerdem fördern sie auf natürliche Weise die Verdauung und beugen damit der Volkskrankheit Darmträgheit vor.

Die meisten Ballaststoffe nehmen wir über Vollkornprodukte auf. Daher sollten Sie Weißmehlprodukte, die auch noch einen höheren glykämischen Index als Vollkornprodukte aufweisen, meiden. Reich an Ballaststoffen sind auch Hülsenfrüchte, Gemüse und Obst. Pflanzenfasern binden reichlich Flüssigkeit im Magen. Das führt im Magen zu kräftigen Impulsen auf die Dehnungsrezeptoren, die dauerhaft das Signal „satt" bekommen – und wer satt ist, isst weniger.

4. Gemüse und Obst: Von Natur aus schlank und gesund

Gemüse und Obst sind die Grundlagen einer gesunden Ernährungsweise. Sie bestehen größtenteils aus kalorienfreiem Wasser, enthalten viele Vitalstoffe und schmecken lecker. Außerdem liefern sie einen maximalen Vitalstoffgehalt bei minimaler Kalorienbelastung und sind daher durch und durch gesund. Außer Avocados, Nüssen und Oliven – die einen

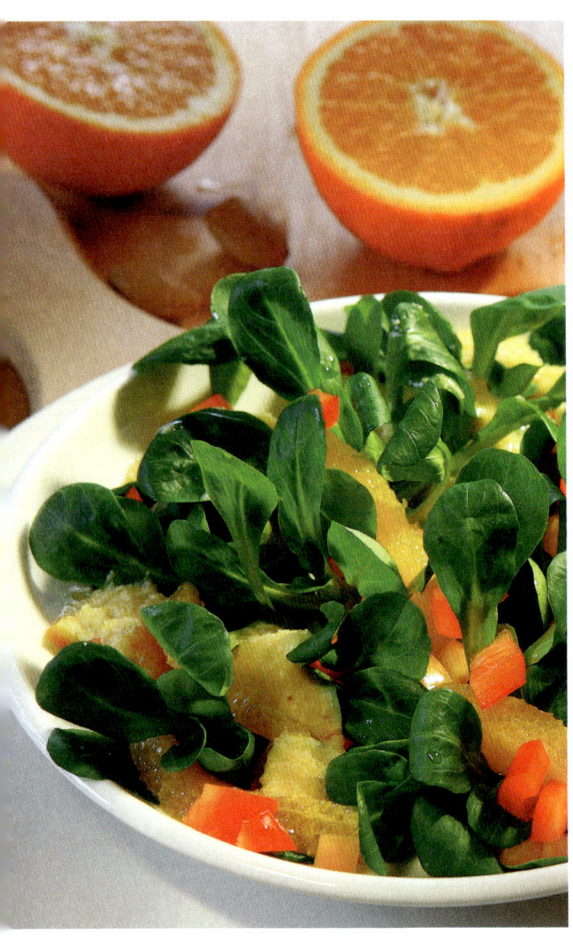

Kaufen Sie Obst und Gemüse jahreszeit-bedingt – das ist preiswerter, schmack-hafter und gesünder, als wenn Sie bei-spielsweise Erdbeeren aus Südafrika im Dezember essen.

Auch Bananen und Weintrauben machen nicht dick. Aber essen Sie Obst grundsätzlich nur im Rahmen einer Mahlzeit, denn auch die gesunde Banane liefert immerhin rund 100 kcal.

Wussten Sie, dass Gemüse und Obst aus der Tiefkühltruhe oft besser ist als angeblich frisches Gemüse und Obst aus dem Supermarkt? Frisch ist es oft überla-gert, wohingegen die Tiefkühlprodukte oft eine bessere Qualität haben, da bei Schockkühlung die Vitamine besser er-halten bleiben.

Gemüse und Obst: mehr davon!

5. Kartoffeln: Mal Dick-, mal Schlankmacher

Lange galt, dass Kartoffeln Dickmacher sind, dann waren sie plötzlich Schlank-macher – und jetzt sind Kartoffeln in der Glyxliste plötzlich auf einem schlechten Platz. Kartoffeln sind zwar relativ kalo-rienarm, enthalten aber reichlich blut-zuckererhöhende Stärke und nur dann viele Ballaststoffe, wenn sie mit Schale verzehrt werden.

Kartoffel ist jedoch nicht gleich Kartoffel: Studien zeigen nämlich, dass kleine Pellkartoffeln mit Schale einen deutlich niedrigeren Glyx haben als Salz-kartoffeln, Backkartoffeln, Folienkartof-feln oder Kartoffelbrei. Ideal sind dabei Kartoffeln, die einmal abgekühlt wurden: Beim Abkühlen bilden sich sogenannte resistente Stärken, also unverdauliche Nahrungsfasern. Wenn Sie aus abgekühl-

recht hohen Fettgehalt haben – sind alle Gemüse- und Obstsorten ideale Begleiter einer Diät.

Grundsätzlich ist es völlig ausgeschlos-sen, durch Gemüse und Obst dick zu werden. Da beide Lebensmittelgruppen zu 80 bis 90 Prozent aus Wasser beste-hen – und Wasser ist bekanntlich kalo-rienfrei – können sie überhaupt nicht dick machen. Außerdem haben Gemüse und Obst reichlich sättigende Ballaststof-fe, kaum Fett und einen niedrigen Glyx.

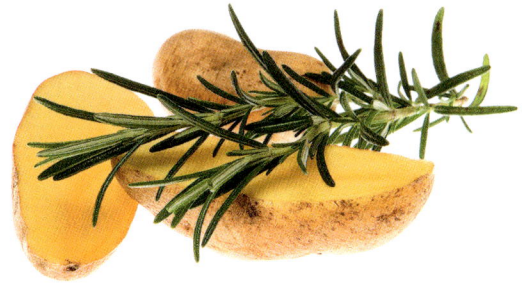

ten Pellkartoffeln einen Kartoffelsalat machen, entwickelt sich die Kartoffel zum wahren Schlankmacher. Bereiten Sie aber Kartoffelpüree aus Pulver zu, müssen Sie mit Hungerattacken rechnen. Pommes frites haben zwar einen niedrigen Glyx, sodass Sie der Insulinfalle entkommen, aber ein Problem mit der Fettfalle haben, denn eine Portion Pommes enthält zwischen 20 und 40 g reines Fett.

6. Fast Food – fast Nahrung

Ein Hamburger allein hat noch niemanden übergewichtig gemacht. Eine große Portion Pommes mit zuckrigem Ketchup und fettiger Mayonnaise, dazu einen Hamburger haben allerdings schon reichlich Kalorien. Wussten Sie, dass ein Gyrosteller mit Pommes fast 1000 kcal enthält? Eine große Pizza schlägt noch mehr zu B(a)uche. Auch eine Curry- oder Bratwurst mit Pommes rot-weiß hat zwischen 1000 und 1200 kcal. Ketchup müsste übrigens wegen seiner Zusammensetzung eigentlich Tomatenkonfitüre heißen, denn es enthält extrem viel Zucker und hat einen hohen Glyx. Wenn Sie also auf Tomatengeschmack Appetit haben, bereiten Sie sich besser selbst eine Soße aus Tomatenmark, Zwiebeln, Süßstoff und Gewürzen mit Fatburning-Effekt.

Die einzige sinnvolle Empfehlung lautet hier: Essen Sie nicht zu häufig Fast Food. Verzichten Sie auf fette Soßen, und bestellen Sie immer einen Salat mit kalorienarmem Dressing. Bei Pommes frites sollten Sie grundsätzlich die kleine Portion wählen.

Weniger Fast Food ist mehr!

7. Meiden Sie Geschmacksverstärker wie Glutamat

Geschmacksverstärker wie Natriumglutamat, auch als Glutamat gekennzeichnet, heizen die Insulinproduktion an. Allerdings macht Insulin schlichtweg Hunger und hemmt die Fettverbrennung. Daher sollten Sie alle Lebensmittel meiden, die Geschmacksverstärker enthalten. Oft sind diese in Fertiggerichten, Gewürzmischungen oder Geschmacksverstärkern selbst versteckt. Auch salzige Snacks enthalten meistens jede Menge Glutamat. Verwenden Sie lieber Senf und Tomatenmark, Kräuter oder scharfe Gewürze wie Tabasco, denn die sind echte Fatburner!

Achten Sie bei Fertiglebensmitteln auf das Zutatenverzeichnis und meiden Sie Produkte mit Natriumglutamat!

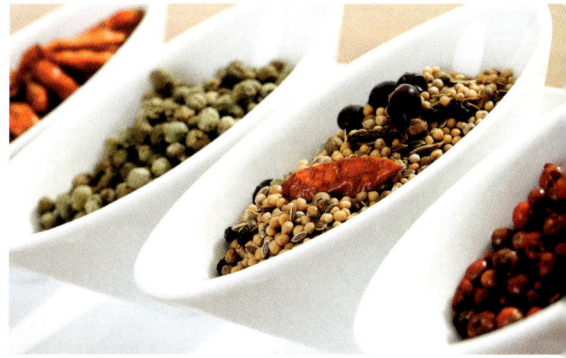

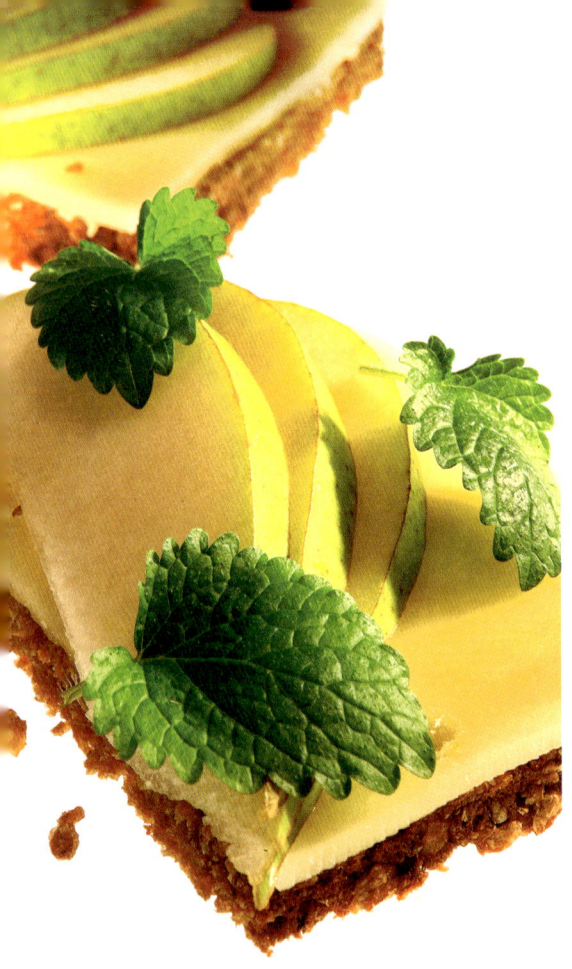

der direkt in die Insulinfalle. Ebenso verhält es sich mit süßem Wein und Spirituosen: Sie enthalten so viel Alkohol, dass sie sofort die Fettverbrennung hemmen und sozusagen einen Muskelabbau im Rahmen einer Reduktionskost hervorrufen. Die momentan durchschnittlich vom Säugling bis zum Greis täglich aufgenommene Alkoholmenge ist mit 22 g einfach viel zu hoch. Weniger Alkohol bedeutet mehr Gesundheit! Ab und zu ein Glas Wein oder Champagner zu Silvester sind natürlich erlaubt. Meiden Sie aber Hochprozentiges, Zuckerreiches und große Mengen alkoholischer Getränke.

9. Kombinieren Sie Süßes und Deftiges

Essen Sie keine reinen Kohlenhydratmahlzeiten (also nur Obst oder Brot mit Konfitüre), da das den Insulin-Teufelskreis fördert. Kombinieren Sie in jeder Mahlzeit nicht nur süß und deftig, sondern auch die Nahrungsinhaltsstoffe Kohlenhydrate, Ballaststoffe, Proteine und Fette. Essen Sie also beispielsweise ein Vollkornbrötchen mit wenig Diätmargarine, etwas Harzer-Käse und kalorienreduzierter Konfitüre. Oder kombinieren Sie Frischobst – möglichst mit Schale – mit Magerquark und trinken einen Tomatensaft dazu.

Vermeiden Sie Snacks und Zwischenmahlzeiten, da Sie dem Insulinteufelskreis sonst nicht entkommen. Ihr Körper verringert die Fettverbrennung, lagert Fett in die Fettzellen ein und reagiert mit Hunger und/oder Appetit. Um Heißhunger und Appetit zu entkommen, sollten Sie täglich drei sättigende Mahlzeiten zu sich nehmen, die süße und deftige Komponenten, Kohlenhydrate, Ballaststoffe, Proteine und Fette ent-

8. Alkohol macht dick und krank

Alkohol enthält mit 7 kcal pro Gramm fast genauso viele Kalorien wie Fett. Außerdem hemmen größere Alkoholmengen den Fettabbau und fördern den Appetit. Durch die hohe Kalorienbelastung machen alkoholische Getränke also dick. Vor allem die Snacks, die zum Alkohol verzehrt werden, sind ebenfalls fett und somit Kalorienbomben.

Bier ist besonders schlecht, da es einen hohen Glyx hat, und das führt wie-

halten. Trinken Sie vor jeder Mahlzeit einen Voluminizer-Drink und nach jeder Mahlzeit einen Vitalizer-Drink (Rezepte S. 47).

10. Kohlensäure macht satt

Trinken Sie jeden Tag ein bis zwei Flaschen kohlensäurereiches kaltes Mineralwasser, das mindestens 150 mg Kalzium enthält. Die Kohlensäure und das Wasservolumen stimulieren die Sättigungsrezeptoren des Magens, durch die Kälte muss der Körper Wärme produzieren. Das verbraucht Energie, bringt das Fett auch an den Problemzonen zum Schmelzen und Kalzium zusätzlich hilft beim Abnehmen.

Wenn Sie unter einem ständigen Kältegefühl, Konzentrationsstörungen und/oder Zittern leiden, ist das oftmals auf einen Salzmangel zurückzuführen. Dagegen hilft eine klare heiße Brühe oder ein Tomatensaft mit ein bis zwei Prisen Salz.

11. Eine schlechte Darmflora fördert Übergewicht

Bauen Sie gezielt Ihre Darmflora auf. Viele Übergewichtige leiden unter einer ungesunden Darmflora (Dysbiose) und das fördert scheinbar die Entstehung von Übergewicht, schädigt das Abwehrsystems des Körpers und führt zum sogenannten durchlässigen Darm (Leaky Gut), der das Eindringen von Fremdstoffen begünstigt und Allergien und Unverträglichkeiten auslöst. Allergie und Unverträglichkeiten enden oftmals auch in einem Anfluten von Entzündungsstoffen, die das Abnehmen erschweren. Übergewicht ist auch eine entzündliche Krankheit, die mit einem hohen Bedarf antientzündlicher Stoffe wie Zink-Orotat

oder antioxidativen Mikronährstoffen einhergeht. Zum Aufbau der Darmflora müssen Sie jeden Tag Probiotika aufnehmen.

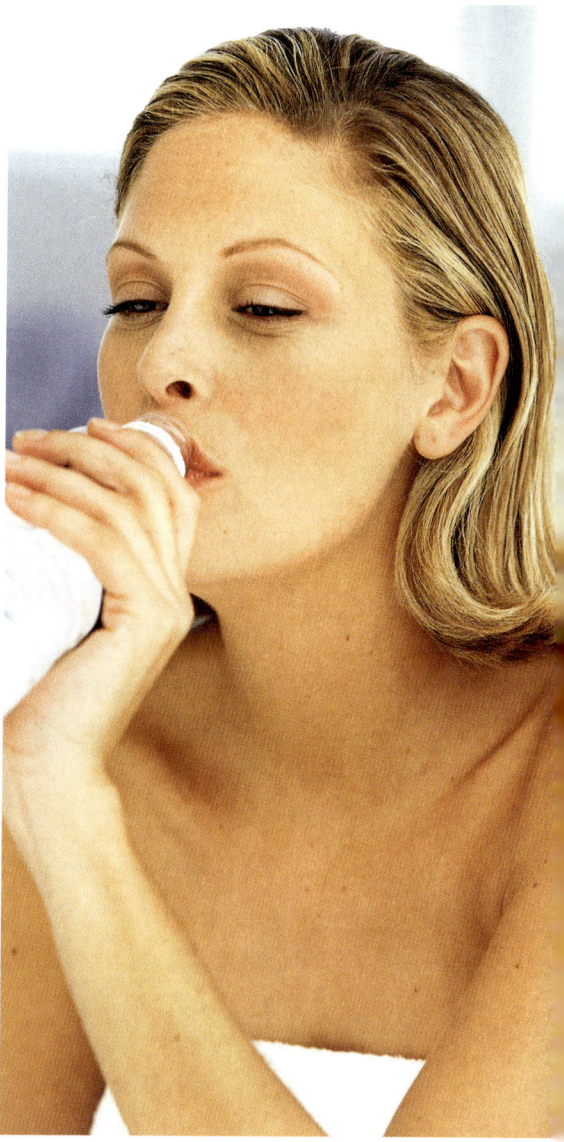

Die 60 besten Tipps zum Schlankbleiben

1. Nehmen Sie täglich zwischen 1200 und 1300 kcal in drei abwechslungsreich zusammengestellten, sättigenden Mahlzeiten zu sich.

2. Verwenden Sie, wann immer möglich, Süßstoff anstelle von Zucker! Süßstofftabletten sind ideal für heiße Getränke, Flüssigsüßstoff ist ideal für Desserts. Trinken Sie süßstoffgesüßte Lightgetränke wie Cola Light anstatt gezuckerter Cola. Das spart bis zu 600 kcal pro Liter ein.

3. Essen Sie Wurst mit einem niedrigen Fettgehalt, wie rohen Schinken, gekochten Schinken, Roastbeef, Corned Beef, kalten Braten ohne Fettrand, Aspikwurst, Lachsschinken, Rauchfleisch oder magere Geflügelwurst.

4. Legen Sie unter Wurst und Käse immer ein Salatblatt, Tomaten- oder Gurkenscheiben und bestreuen Sie das Ganze mit reichlich frischen Kräutern. Das liefert viele Vitamine und sättigende Nahrungsfasern.

5. Essen Sie Käse mit einem Fettgehalt von maximal 40 Prozent Fett in der Trockenmasse. Das entspricht 20 bis 25 Prozent Fett absolut.

6. Essen Sie bevorzugt Hüttenkäse und Harzer Käse. Diese Käsesorten enthalten praktisch kein Fett, aber reichlich gesunde Proteine.

7. Essen Sie „Klappstullen", also zwei Scheiben Brot mit einer Scheibe Belag. Das spart Kalorien und macht satt.

8. Verwenden Sie regelmäßig Tomatenmark, Senf und Meerrettich anstatt Butter oder Margarine.

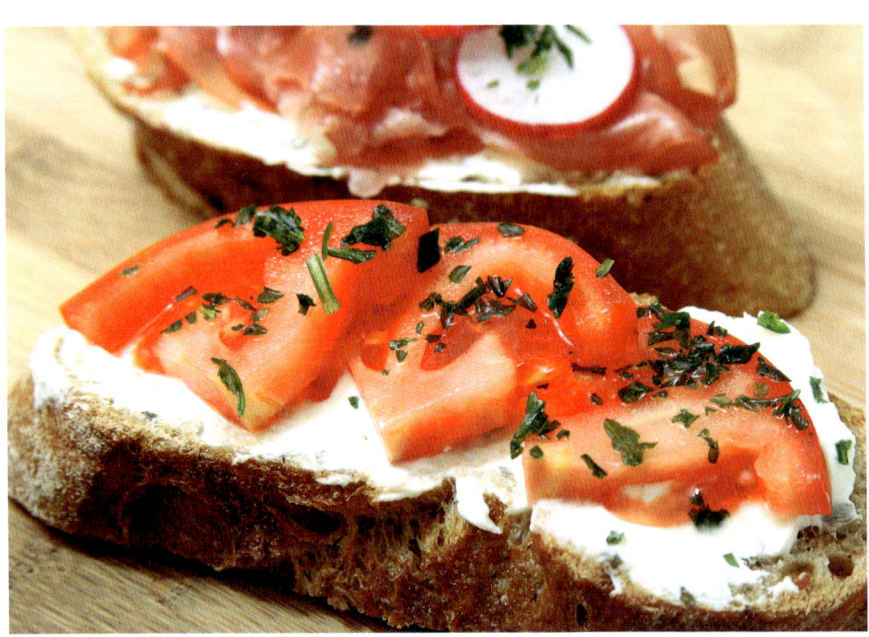

9. Verwenden Sie Halbfettmargarine anstatt Margarine, verwenden Sie Halbfettbutter anstatt Butter. Das spart reichlich Fett ein, wenn Sie das Halbfettprodukt nicht zu dick schmieren.

10. Holen Sie die Streichfette rechtzeitig aus dem Kühlschrank, da sie dann besser streichfähig sind und Sie weniger benötigen.

11. Verwenden Sie selbst gemachten Kräuterquark aus Magerquark anstatt Kräuterbutter, wenn Sie Steaks oder Pellkartoffeln essen möchten.

12. Benutzen Sie eine Teflonpfanne. Sie benötigt viel weniger Fett als andere Pfannen.

13. Messen Sie Öl grundsätzlich mit einem Teelöffel ab.

14. Trinken Sie nur 1,5-prozentige Milch und keine Voll- oder Landmilch. Das spart reichlich Fett ein. Fettarm sind auch Kefir, Buttermilch oder Molke. Das enthaltene Milchprotein ist besonders hochwertig und gesund.

15. Machen Sie sich „Sahnequark" selbst, indem Sie Magerquark zusammen mit kohlensäurereichem Mineralwasser mit dem Schneebesen mixen. Fügen Sie ein bis zwei Tropfen hochwertiges Öl hinzu, dann wird der Quark noch cremiger. Noch besser funktioniert das mit dem Handrührgerät oder dem Pürierstab.

16. Trinken Sie vor jeder Mahlzeit ein Glas kohlensäurereiches Mineralwasser. Das fördert die Sättigung und ist gesund.

17. Lassen Sie ungeschälte kleine Pellkartoffeln für den Kartoffelsalat abkühlen, und schneiden Sie dann die Pellkartoffeln mit Schale in Scheiben. Während der Abkühlung bildet sich

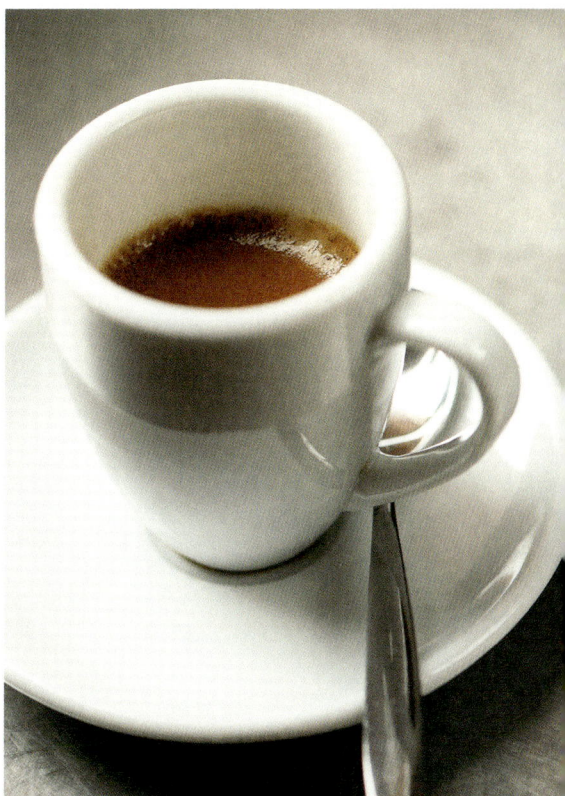

resistente Stärke, die der Körper nicht verdauen kann – so haben die Kartoffeln weniger Kalorien und einen niedrigen Glyx. Damit machen Sie die Kartoffel zum „Schlankfood".

18. Trinken Sie zu den Mahlzeiten regelmäßig Tomatensaft mit Tabasco oder anderen scharfen Gewürzen, die durch das Capsaicin echte Fatburner sind.

19. Trinken Sie nach jeder Hauptmahlzeit einen starken Kaffee (Espresso). Das enthaltene Koffein wirkt als Fatburner.

20. Essen Sie täglich 1000 g Gemüse, Obst und Pellkartoffen, das macht satt und nicht dick.
21. Nehmen Sie 30 Minuten nach jeder Mahlzeit einen Vitalizer-Drink (Rezept S. 46) ein. Der versorgt den Körper mit wichtigen Vitalstoffen und unterstützt den Stoffwechsel beim Fatburning.
22. Nehmen Sie täglich tierisches Protein auf, denn tierisches ist für den Körper besser verwertbar als pflanzliches. Protein ist wichtig für die Muskeln. Außerdem verbraucht der Stoffwechsel beim Proteinabbau reichlich Energie. Achten Sie hierbei aber auf den Fettgehalt des tierischen Eiweißes!
23. Meiden Sie Snacks und Zwischenmahlzeiten, um der Insulinfalle zu entkommen. Essen Sie sich bei drei Mahlzeiten satt.
24. Trinken Sie mindestens drei Flaschen Mineralwasser (ca. 2,5 l) täglich. Das macht satt und hilft, Giftstoffe auszuscheiden.
25. Vanillegeruch hemmt die Süßlust – „Schokoholics" hilft Vanillearoma in Quark oder auch als Parfüm.
26. Zimt und Zimtkapseln senken den Blutzucker und die Blutfette.
27. Nehmen Sie ausreichend Zink und Chrom zu sich. Beide Spurenelemente reduzieren den Insulinbedarf, und das hemmt die Hungerentstehung. Sie benötigen täglich 15 bis 30 mg Zink und 200 bis 400 Mikrogramm Chrom.
28. Essen Sie intelligenter: In jeder Mahlzeit sollten die Geschmacksrichtungen süß und deftig enthalten sein. Das hemmt den Appetit zwischendurch.

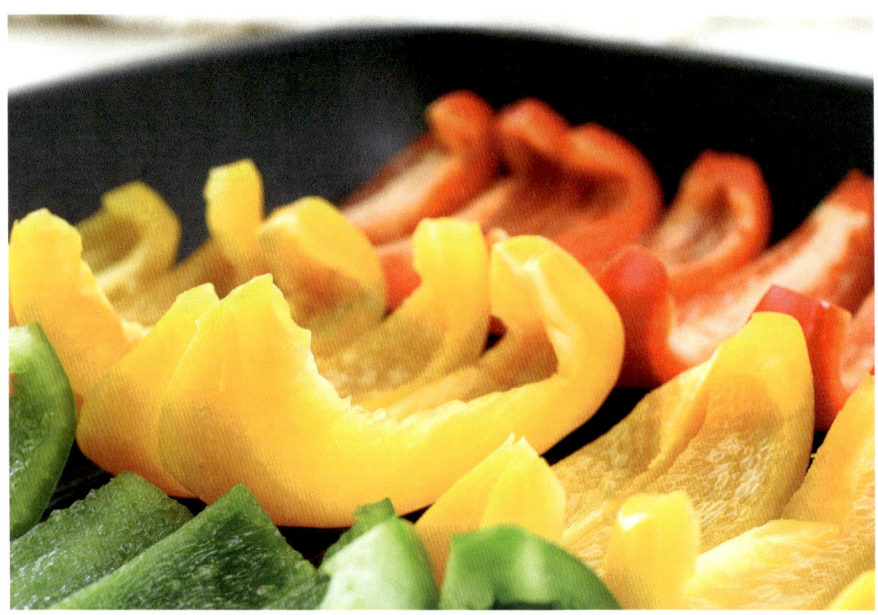

29. Essen Sie keine reinen Kohlenhydratmahlzeiten. Viel besser sind Mahlzeiten, die Protein, Fett und Kohlenhydrate enthalten.

30. Hackfleisch können Sie mit geriebenen Möhren, Kohlrabi, Lauchringen oder mit gerösteten Haferflocken, Sonnenblumenkernen oder Leinsamen lecker, kalorienarm und sättigend „verlängern".

31. Beginnen Sie eine Mahlzeit immer mit reichlich Nahrungsfasern (Voluminizer), essen Sie also vorweg immer einen Apfel oder Salat, denn das macht satt.

32. Essen Sie wenig Kohlenhydrate zum Abendessen, sonst ist die nächtliche Fettverbrennung gehemmt, und Sie haben den ganzen Abend Hunger.

33. Versorgen Sie Ihren Körper mit ausreichend Vitaminen, Mineralstoffen und anderen Vitalstoffen, damit der Stoffwechsel gut funktioniert und Sie keine Mangelzustände erleiden.

34. Nehmen Sie dauerhaft nicht zu wenig Salz auf, sonst frieren Sie und bekommen Kreislaufprobleme.

35. Meiden Sie Lebensmittel und Speisen mit einem hohen Glyx. Die rasche Blutzuckersteigerung führt zu einer hohen Insulinproduktion in der Bauchspeicheldrüse. Das macht Hunger und hemmt die Fettverbrennung.

36. Meiden Sie Fertigprodukte wie Kartoffelflocken, die den Blutzuckerspiegel stark belasten und in die Insulinfalle führen.

37. Essen Sie nur bissfest gekochten Basmati- und Vollkornreis. Beide haben einen niedrigeren Glyx als parboiled oder weißer Reis.

38. Grillen Sie Geflügel auf einem Rost. Nachdem Sie die Haut eingestochen haben, kann das Fett beim Grillen heraustropfen. Das Geflügel sollte mit dem Fett aber nicht bestrichen werden. Ziehen Sie nach dem Grillen die Haut ab. So sparen Sie viel Fett und Cholesterin.

39. Meiden Sie frittierte Speisen.

40. Essen Sie nur Spaghetti al dente oder Vollkornnudeln al dente, die haben einen niedrigeren Glyx als Eierteigwaren und sättigen viel besser.

41. Essen Sie regelmäßig Hülsenfrüchte, denn die liefern wertvolles Protein und sättigende Nahrungsfasern und haben einen extrem niedrigen Glyx.

42. Essen Sie 1 g Proteine pro Körperkilogramm. Das erhöht den Energieumsatz, schützt die Muskeln und beugt dem Jo-Jo-Effekt vor.

43. Kaufen Sie sich einen Ölsprüher. So brauchen Sie weniger Öl für den Salat oder auch in der Teflonpfanne.

44. Essen Sie langsam und kauen Sie gründlich, das macht besser satt, und Sie kommen auch mit kleineren Portionen aus.

45. Lenken Sie sich während der Mahlzeiten nicht ab.

46. Konjugierte Linolsäuren (CLA) helfen beim Abnehmen.

47. Schneiden Sie sichtbares Fett vom Fleisch bereits vor dem Braten ab, legen Sie das Bratgut in eine heiße Pfanne, so schließen sich die Poren schnell und das Stück Fleisch bleibt saftig.

48. Berechnen Sie Ihre Kalorienzufuhr (z. B. mit dem Kalorien-Nährwert-Lexikon, Schlütersche Verlagsgesellschaft, Hannover).

49. Wiegen Sie sich maximal einmal wöchentlich. Aber denken Sie daran: Die Waage ist blind dafür, ob Sie Fett

oder Muskeln abgebaut haben. Hierfür gibt es spezielle Fettwaagen.

50. Anstatt Sahne können Sie auch Kondensmilch oder Joghurt für Soßen verwenden.

51. Essen Sie zwischendurch nur Lebensmittel, die einen ganz geringen Glyx haben: Gurke, Kohlrabi, Rettich, Radieschen oder Paprika. Sonst steigen der Blutzucker und damit der Insulinspiegel, und das macht Hunger und hemmt die Fettverbrennung.

52. Johannisbrotkernmehl ist das ideale kalorienfreie Bindemittel für Soßen, Suppen oder Pudding und hat im Vergleich zu Mehlschwitze, Soßenbinder, Stärke oder Puddingpulver keine Kalorien.

53. Essen Sie den Salat immer zuerst, Gemüse und Beilagen vor dem Fleisch. Das macht gut satt.

54. Essen Sie zwei- bis dreimal wöchentlich Seefisch, das liefert reichlich Jod und beugt Schilddrüsenunterfunktion vor. Das enthaltene Protein schützt die Muskeln vor dem Abbau. Die enthaltenen Omega-3-Fettsäuren senken die Blutfettwerte.

55. Essen Sie nur Schokolade mit 70 bis 80 Prozent Kakaoanteil. Sie hat weniger Kalorien und Fett als Vollmilchschokolade, ist gesünder und hat mehr Ballaststoffe sowie einen niedrigeren Glyx.

56. Reichern Sie Joghurt, Quarkspeisen, Kompott o. Ä. mit Nahrungsfasern wie Leinsamen, Kleie, Haferflocken oder Sesam an. Das fördert die Sättigung und verlangsamt die Blutzuckersteigerung.

57. Nehmen Sie täglich mindestens 1000, besser 1500 mg Kalzium auf, denn Kalzium fördert die Gewichtsabnahme.

58. Bevorzugen Sie pflanzliche Fette mit wenig gesättigten Fettsäuren, das hemmt die Insulinresistenz. Sie kommen mit weniger Insulin aus und haben weniger Hunger.

59. Essen Sie Gemüse und Obst möglichst mit Schale, denn darin sind Vitalstoffe und sättigende Nahrungsfasern enthalten.

60. Lassen Sie mehr Bewegung sowie Entspannung in Ihr Leben einfließen. Dann nehmen Sie leichter ab und halten Ihr Gewicht langfristig. Legen Sie sich einen Schrittzähler zu, der zeigt, ob Sie täglich mindestens 3000 Schritte zusätzlich gehen.

Jetzt geht's los: die Müller-Diät

Die 3 Phasen der Müller-Diät	Wie lange?	Was passiert im Körper?	Was darf ich essen?
1. Umstellungs- phase	1–2 Tage	Ausscheidung von übermäßi- gem Körperwasser, Bekämpfung der Insulinresistenz und Stoffwechselumstellung	Ernährungsumstellung durch Reis-Quark-Tage
2. Fatburning- Phase	6–12 Wochen (abhängig vom Ausgangs- gewicht)	maximaler Fettgewebsabbau und minimaler Muskelabbau ohne Jo-Jo-Effekt, Stoffwechsel- umstellung, Fatburning	Drei-Mahlzeiten-Konzept
3. Stabilisierungs- phase	lebenslang	dauerhaft schlanker und gesünder ohne Jo-Jo-Effekt	Drei-Mahlzeiten-Konzept

Die Müller-Diät gliedert sich in drei Phasen und ist mehr als nur eine Diät. Ziel ist es, Ernährungsverhalten und Stoffwechsel dauerhaft auf „schlank" umzustellen.

Die Müller-Diät-Regeln

- Essen Sie täglich drei sättigende, intelligent zusammengesetzte Mahlzeiten.
- Essen Sie süß und deftig bei jeder Mahlzeit.
- Essen Sie nichts zwischendurch! Snacks machen dick.
- Trinken Sie täglich drei Flaschen (mind. 2,5 l) kalziumreiches Mineralwasser.
- Ersetzen Sie Zucker durch Süßstoff.
- Essen Sie reichlich Proteine, aber weniger Kohlenhydrate.
- Essen Sie ballaststoffreich.
- Essen Sie abends wenig Kohlenhydrate, aber reichlich Proteine.
- Essen Sie fünf Portionen Gemüse und Obst täglich.
- Nehmen Sie reichlich Fatburner auf.

Wichtiger Hinweis: In den Tagesplänen sind jeweils zwei Varianten angegeben,

sodass Sie mit diesem Buch insgesamt sechs Wochen Reduktionskost einhalten und mindestens 6 kg reines Fettgewebe abbauen können. Der gesamte Gewichtsverlust liegt meist bei 7 bis 10 kg in sechs Wochen.

In den ersten sieben Tagen sind die Varianten für die dritte und fünfte Woche enthalten; in den zweiten sieben Tagen die für die vierte und sechste Woche. Die Varianten sind dabei jeweils genau angegeben. Die Kost ist so noch abwechslungsreicher. Anschließend finden Sie weitere Rezepte, die Sie nach der Stabilisierungsphase mit den anderen Rezepten kombinieren können.

Kräuter und Gewürze können Sie frei variieren, da sie kaum Kalorien enthalten. Achten Sie aber genau darauf, dass Sie mit den Varianten nicht mehr Kalorien zuführen als mit den in den Rezepten angegebenen Zutaten.

Mittagessen und Abendessen können Sie, wenn nötig, innerhalb eines Tages austauschen.

So läuft es am besten

Die Müller-Diät erfüllt alle Anforderungen, die beispielsweise die Deutsche Adipositas Gesellschaft als medizinische Fachorganisation an ein Gewichtsreduktionskonzept stellt. Mit dieser Diät stellen Sie Ihr Ernährungsverhalten dauerhaft auf „gesund" um. Sie entspricht in ihrer Zusammensetzung den aktuellen ernährungsmedizinischen und ernährungswissenschaftlichen Empfehlungen hinsichtlich Kohlenhydraten, Eiweißen und Fetten. Dabei schließt sie die Vorteile von verschiedenen Diätformen ein – und die jeweiligen Nachteile andere Diäten aus.

Essen Sie täglich dreimal und nehmen dabei satt ab!

Idealerweise essen Sie während der Müller-Diät dreimal täglich. Denn dadurch

Teufelskreis: Stress macht dick!

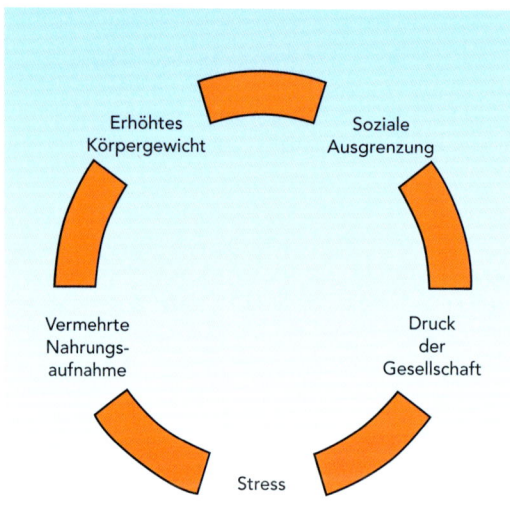

Erhöhtes Körpergewicht

Soziale Ausgrenzung

Vermehrte Nahrungsaufnahme

Druck der Gesellschaft

Stress

kann der Insulinspiegel zwischen den Mahlzeiten abfallen, das ermöglicht eine optimale Fettverbrennung und damit den Abbau der überschüssigen Fettdepots. Jeder Snack und jede Zwischenmahlzeit, die Kohlenhydrate in größerer Menge enthält, führt zu einer Ausschüttung des Hormons Insulin. Das macht uns nicht nur hungrig, sondern auch dick und sorgt dafür, dass Fettzellen nicht entleert werden können.

Essen Sie geregelt, aber nicht nach der Uhr!

Studien haben gezeigt, dass ein geregeltes Essverhalten die Insulinwirkung optimiert und einer Insulinresistenz vorbeugt, Das heißt natürlich nicht, dass Sie jeden Tag zur exakt gleichen Zeit Frühstück, Mittagessen und Abendessen einnehmen müssen. Aber es sollte schon einen Tagesplan geben, den Sie einhalten. Damit der Insulinspiegel bis unter die Fettverbrennungsschwelle abfallen kann, sollten Sie eine mindestens vier- besser fünfstündige Nüchternphase haben.

Essen Sie entspannt!

Grundsätzlich sollten Sie langsam essen und sich nicht ablenken, denn Sättigung entsteht beim Essen. Auch das Kauen fördert die Sättigung. Langsames Essen und gründliches Kauen machen das Abnehmen leichter. Also: kein Fernsehen während eines rasch heruntergeschlungenen Essens.

Überhaupt ist Stress der Feind der schlanken Linie. Sorgen Sie deshalb für mehr Entspannung in Ihrem Leben und bei Ihren Mahlzeiten. Zum Beispiel können ein schön gedeckter Tisch und Kerzen für eine entspannte Atmosphäre beim Essen sorgen.

Slow Carbs und High Protein machen satt und schlank!

Über viele Jahre standen Kohlenhydrate im Mittelpunkt der Übergewichtsdiskussion. Mal machten Kohlenhydrate dick, und dann machten sie plötzlich schlank. Kohlenhydrate in Reinform sind relativ kalorienarm, aber sie sind nur dann ein wertvoller Bestandteil in Ihrer Ernährungsweise, wenn sie den Blutzuckerspiegel langsam steigern, gut sättigen und Sie nicht zu viel davon essen. Die wissenschaftliche Literatur zeigt, dass die Low Carb-Diät, also die Reduktion von Kohlenhydraten, keine optimalen Erfolge bei Übergewichtigen erzielt. Dagegen sind die Slow Carbs, also Kohlenhydrate, die den Blutzuckerspiegel langsam steigern, in der Lage, beim Abnehmen zu helfen. Daher setzt die Müller-Diät auf Slow Carbs.

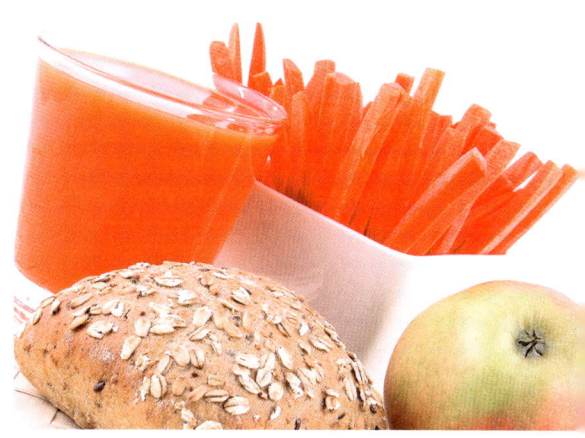

Proteine standen in den vergangenen Jahren kaum mehr im Fokus der Ernährungsmedizin. Dabei haben sie einen hervorragenden Sättigungseffekt, sind gesund und beugen dem Muskelabbau vor. Daher ist die Müller-Diät proteinreich.

Wichtig ist vor allem, dass die Abendmahlzeiten kohlenhydratarm und proteinreich gestaltet sind, damit die nächtliche Fettverbrennung nicht gestört wird und Sie sozusagen im Schlaf abnehmen.

Voluminizer und Vitalizer sind ideale Begleiter

Abnehmen kann nur, wer satt is(s)t! Das ist das Credo der Ernährungsmedizin. Hunger entsteht im Magen – und hier muss er bekämpft werden. Proteine und Nahrungsfasern haben einen besonderen Sättigungswert. Die meisten Diäten scheitern am Hunger – insgesamt brechen neun von zehn Abnahmewilligen die Diät wegen des Hungergefühls ab. Deshalb ist die Müller-Diät durch und durch sättigend.

Um quälenden Hungerattacken in jedem Fall vorzubeugen, habe ich den Müller-Diät-Volumizer entwickelt, den man ganz leicht herstellen kann. Wenn Sie den Voluminizer eine halbe Stunde vor den Mahlzeiten trinken, haben Sie garantiert keinen Hunger und sind länger satt. Dadurch sinkt der Cholesterinspiegel, die Verdauung wird natürlich angeregt, das Immunsystem gefördert und der Blutzuckeranstieg vermindert.

Auch den Vitalizer können Sie problemlos und schnell selbst herstellen; er enthält wertvolle Vitamine und Mineralstoffe, die für eine optimale Stoffwechselproduktion sorgen und Mangelerscheinungen vorbeugen. Nehmen Sie den Vitalizer nach den Mahlzeiten ein, um den Effekt optimal zu nutzen. Optimal ist es, wenn Sie einen süßen Voluminizer mit einem pikanten Vitalizer oder umgekehrt verwenden, da Sie dann auch Appetitattacken vorbeugen.

Trinken Sie sich schlank und satt!

Trinken Sie viel kalziumreiches Mineralwasser, denn Kalzium hilft bei der Fettverbrennung. Nutzen Sie den sättigenden Effekt von kohlensäurereichem Mineralwasser. Wenn Ihnen Wasser allerdings nicht schmeckt, aromatisieren Sie es mit Zitronen- oder Limettensaft und flüssigem Süßstoff.

Trinken Sie täglich mindestens 2,5 Liter und achten Sie darauf, dass Sie zu ballaststoffreichen Speisen oder bei der Einnahme von Voluminizern reichlich Flüssigkeit zu sich nehmen. Inzwischen sind sogar kleine Geräte erhältlich, die Sie an das Trinken erinnern.

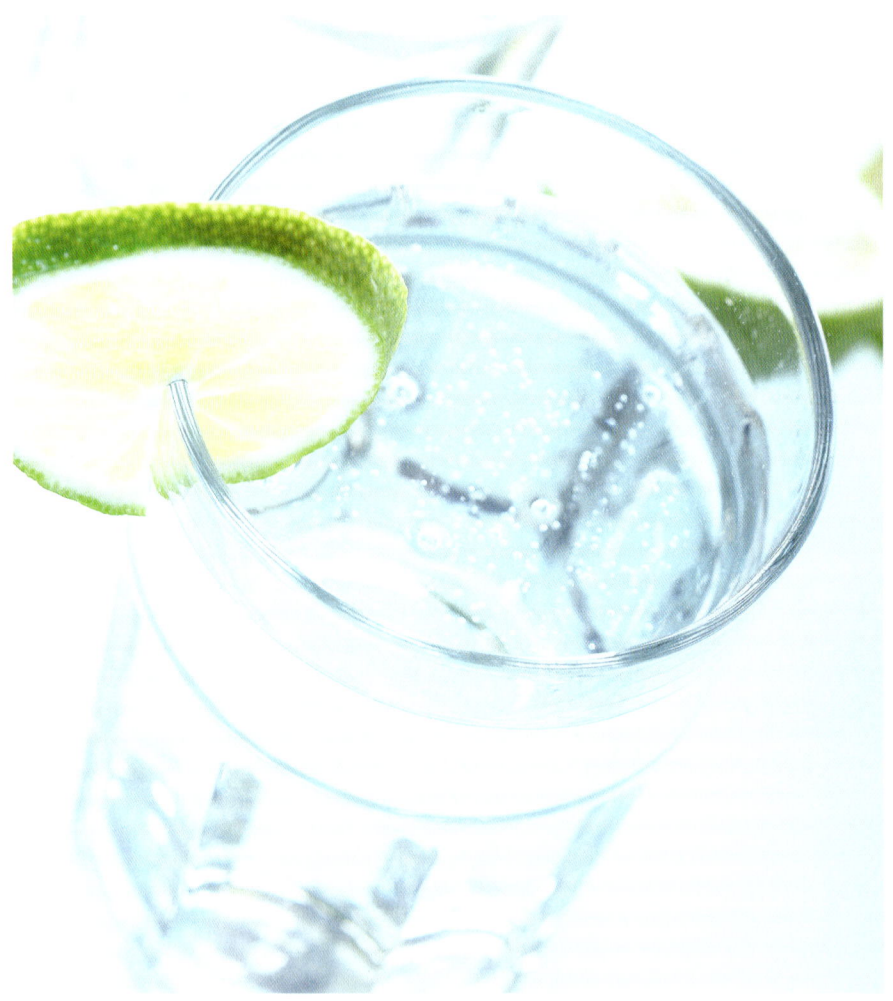

Der ideale Müller-Diät-Tag

Morgens

7.30 Uhr   ein Voluminizer-Drink

8.00 Uhr   Frühstück

8.30 Uhr   ein Vitalizer-Drink

Im Laufe des Vormittags eine Flasche kalziumreiches Mineralwasser

Mittags

12.30 Uhr ein Voluminizer-Drink

13.00 Uhr Mittagessen

13.30 Uhr ein Vitalizer-Drink

Im Laufe des Nachmittags eine Flasche kalziumreiches Mineralwasser

Abends

18.00 Uhr ein Voluminizer-Drink

18.30 Uhr Abendessen

19.00 Uhr ein Vitalizer-Drink

Im Laufe des Abends eine Flasche kalziumreiches Mineralwasser

Natürlich können Sie auch zu anderen Zeiten essen. Wichtig ist, dass die vor dem Schlafen liegende Mahlzeit auch bei Schichtarbeit kohlenhydratarm und proteinreich ist. Halten Sie immer vier, besser fünf Stunden Abstand zwischen den Mahlzeiten und versuchen Sie, zwischendurch nichts zu essen.

Denken Sie daran: Täglich 20 Minuten Ausdauersport und Krafttraining unterstützen die Gewichtsabnahme. Versuchen Sie jeden Tag, ausreichend Bewegung in Ihr Leben einzubauen. Ideal ist es, wenn Sie zwei- bis dreimal wöchentlich eine Kombination aus Kraft- und Ausdauersport betreiben. Es gibt inzwischen beispielsweise eine Reihe von Fitnesscentern, die spezielle Programme für Übergewichtige anbieten. Optimal ist es, wenn Sie jeden zweiten Tag eine Sporteinheit von 45 bis 60 Minuten einplanen. Um die Fettverbrennung und den Muskelaufbau zu optimieren, sollten Sie alle 15 Minuten eine Pause von fünf Minuten einhalten. An den anderen Tagen ist es schon ausreichend, wenn Sie spazieren gehen – mindestens 3000 Schritte pro Tag sollten es aber sein. Kaufen Sie sich einen Schrittzähler, dann können Sie sich sicher sein, dass Sie Ihre Muskeln ausreichend aktiviert haben.

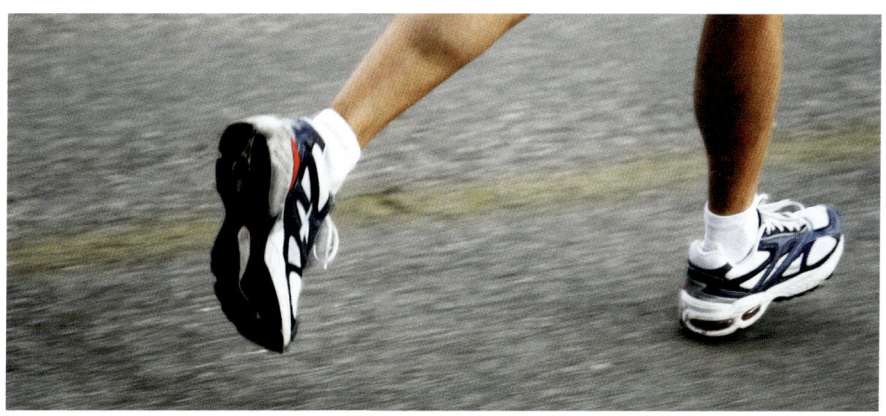

Voluminizer-Drink pikant

Zutaten für eine Portion

50 g Kefir

150 g Tomatensaft

2 EL Haferkleie

Tabasco, bunter Pfeffer, fluoridiertes Jodsalz mit Folsäure, Paprikapulver

Zubereitung

Verquirlen Sie Kefir, Tomatensaft und Haferkleie gründlich mit dem Pürierstab und schmecken Sie den Drink kräftig ab.

Varianten

Anstatt Kefir können Sie auch Buttermilch oder Joghurt verwenden. Wenn es zu dickflüssig sein sollte, mit etwas kohlensäurereichem Mineralwasser aufgießen.

Anstatt Haferkleie können Sie auch Pektin oder Leinsamen verwenden.

Wenn es Ihnen zu umständlich ist, einen Voluminizer-Drink selbst herzustellen, greifen Sie auf industrielle Produkte zurück.

Voluminizer-Drink süß

Zutaten für eine Portion

100 g Joghurt (0,1 % Fett)

1 EL Haferkleie

1 EL Leinsamen

Zitronensaft, Süßstoff

100 g Pfirsich (frisch oder aus der Dose)

Vanillemark

Zubereitung

Pürieren Sie den Joghurt mit den Pfirsichen und etwas Mineralwasser, bis eine homogene Flüssigkeit entstanden ist.

Dann geben Sie die Haferkleie und den Leinsamen dazu und mixen noch einmal kräftig auf.

Schließlich schmecken Sie mit Süßstoff, Zitronensaft und Vanillemark ab.

Varianten

Anstatt Joghurt können Sie auch Magermilch oder Buttermilch verwenden.

Vitalizer-Drink pikant

Zutaten für eine Portion

150 g Sauerkraut- oder Selleriesaft

1 EL Bierhefeflocken

2 EL Tomatenmark

1 EL Limettensaft

eine Prise fluoridiertes Jodsalz,
bunter Pfeffer, frische Kräuter

Zubereitung

Pürieren Sie alle Zutaten gründlich, und dekorieren Sie den Vitalizier-Drink, der reichlich Vitamine, Mineralstoffe und sekundäre Pflanzenstoffe enthält, mit Kräutern.

Wenn Sie mögen, können Sie auch etwas Tabasco, Chili oder Ingwer zufügen, um einen Kalorien-Killer-Effekt durch den Inhaltsstoff Capsaicin zu erziehen.

Varianten

Anstatt Sauerkraut- oder Selleriesaft können Sie auch Tomatensaft, Rote Beete oder gemischte Gemüsesäfte verwenden. Um die Darmflora aufzubauen, können Sie auch eine halbe Tasse Brottrunk zum Drink geben.

Vitalizer-Drink süß

Zutaten für eine Portion

75 g Möhrensaft

75 g Apfelsaft, naturtrüb

1 EL Sanddornsaft

1 EL Hagebuttenkonzentrat

1 EL Bierhefeflocken

1 RL Limettensaft

Süßstoff

Zimt

Vanille

Zubereitung

Pürieren Sie alle Zutaten gründlich miteinander. Dekorieren Sie den Drink mit Minz- oder Zitronenmelisseblättchen.

Varianten

Wenn Sie etwas frischen Ingwer dazugeben, geben Sie dem Drink durch die leichte Schärfe einen zusätzlichen Push in Richtung Fettverbrennung.

Durch die Verwendung von Vanillemark können Schokoholics ihrer Sucht Herr werden. Anstatt Apfelsaft können Sie auch andere Säfte – möglichst 100 Prozent Frucht – verwenden.

Mit einigen Löffeln Kefir verbessern Sie Ihre Darmflora, und das hilft gegen Magen-Darm-Beschwerden, stärkt die Abwehr und hilft sogar beim Abnehmen.

49

Die Umstellungsphase: 1–2 Tage

Phase 1 der Müller-Diät	Wie lange?	Was passiert im Körper?	Was darf ich essen?
Umstellungsphase	1–2 Tage	Ausscheidung von übermäßigem Körperwasser, Bekämpfung der Insulinresistenz und Stoffwechselumstellung	Ernährungsumstellung durch Reis-Quark-Tage

In der Umstellungsphase nehmen Sie reichlich Eiweiß zu sich. Sie werden überschüssige Wasseransammlungen ausscheiden und den Stoffwechsel auf Fatburning umstellen, ohne dass Muskelgewebe angegriffen wird. Auch das durch die hormonelle Umstellung während der Menstruation angesammelte Wasser wird dabei ausgeschieden. Gleichzeitig beginnen Sie, Ihren Blutzuckerspiegel wieder auf Normalmaß zu senken, um Heißhungerattacken erfolgreich zu bekämpfen.

Quark-Reis-Tage erleichtern den Einstieg und lassen die Pfunde purzeln

Es ist schwierig, aus dem normalen Essverhalten auszubrechen und eine Reduktionskost anzufangen. Ein Quark-Reis-Tag macht den Einstieg leichter. Damit scheiden Sie überflüssiges Körperwasser aus und beginnen frühzeitiger als sonst mit der Fettverbrennung. Der niedrige glykämische Index von Vollkornreis (al dente) bringt Sie außerdem aus der Insulinfalle heraus – Sie haben weniger schnell Hunger. Durch den relativ hohen Eiweißgehalt beugen Sie dem Muskelabbau und dem Jo-Jo-Effekt vor.

Wichtig ist, dass Sie nichts zusätzlich essen und kein Salz, Brühwürfel, Maggi oder ähnliches verwenden.

Nach zwei Einstiegstagen verlieren viele Übergewichtige zwischen 2 und 3 kg Körpergewicht. Halten Sie aber nicht mehr als zwei Einstiegstage ein, da sonst Kreislaufprobleme drohen.

Wenn Sie merken, dass Sie mit 50 g rohem Reis nicht auskommen, können Sie auch 75 g verwenden.

Anstatt Reis können Sie auch Vollkornhaferflocken und anstelle von Quark auch mageren Hüttenkäse verwenden. Wenn Sie keine Milchprodukte vertragen, nehmen Sie magere Sojaprodukte.

Tragen Sie nun Ihr **Startgewicht** ein:

Gewicht: _____ kg

Körperfettanteil: _____ %

Frühstück

Apfelreis

Zutaten		
	g	kcal
1 3 gehäufte EL ungeschälter Reis	60	210
Magerquark	100	75
1 Apfel	130	67
1 TL Zitronensaft		5
Zimt, Süßstoff		
2 2 Tassen Kaffee mit Süßstoff		
1 Flasche kalziumreiches Mineralwasser		

Zubereitung

1 Garen Sie den ungeschälten Reis mit einem gut gewaschenen Apfel, den Sie in Spalten schneiden, in Zitronenwasser bissfest. Das Wasser abgießen und die Reis-Apfel-Masse mit Quark vermischen, und mit Süßstoff, Zimt und Zitronensaft abschmecken.

2 Trinken Sie zum Frühstück den Kaffee und im Laufe des Vormittags eine Flasche kalziumreiches Mineralwasser.

Variante

Anstelle eines Apfels können Sie auch frische Birne, Orange oder Pfirsich verwenden.

Mittagessen

Tomatenreis

Zutaten		
	g	kcal
1 3 gehäufte EL ungeschälter Reis	60	210
Magerquark	100	75
Tomaten	200	35
Schnittlauch, Petersilie, Basilikum, Schwarzer Pfeffer, Oregano, Thymian, Tabasco, Knoblauch nach Geschmack		
2 1 Flasche kalziumreiches Mineralwasser		

Zubereitung

1 Garen Sie den ungeschälten Reis mit den Tomaten, die Sie vierteln, in Wasser bissfest. Das Wasser abgießen und die Reis-Tomaten-Masse mit dem Quark, Pfeffer, einigen Tropfen Tabasco, gehackten Kräutern sowie nach Geschmack frischem Knoblauch abschmecken.

2 Trinken Sie im Laufe des Nachmittags eine Flasche kalziumreiches Mineralwasser.

Variante

Anstelle der Tomaten können Sie auch Paprika oder Kohlrabi verwenden.

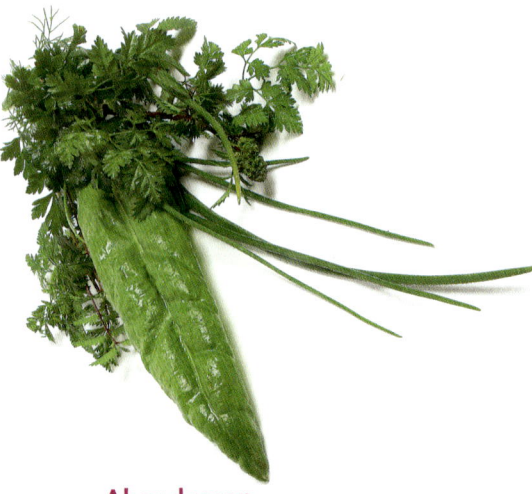

Quark vermischen und mit Pfeffer, einigen Tropfen Tabasco, gehackten Kräutern sowie nach Geschmack frischem Knoblauch abschmecken.

2 Trinken Sie zum Abendessen den Tee und im Laufe des Abends eine Flasche kalziumreiches Mineralwasser.

Varianten

Anstelle der Champignons können Sie auch Zucchini oder Bohnen verwenden.

Wenn Sie abends etwas Süßes mögen, können Sie auch Papaya (150 g) verwenden.

Abendessen

Champignonreis

Zutaten

		g	kcal
1	3 gehäufte EL ungeschälter Reis	60	210
	Magerquark	100	75
	frische Champignons	200	31
	Schnittlauch, Dill, Petersilie, bunter Pfeffer, Majoran, Tabasco, Knoblauch nach Geschmack		
2	2–3 Tassen schwarzer Tee mit Süßstoff		
	1 Flasche kalziumreiches Mineralwasser		

Dieser Tag liefert:

1000 kcal
62 g Eiweiß
6 g Fett
169 g Kohlenhydrate
14 g Ballaststoffe

Hier Gewicht **nach** dem/den Reistag(en) eintragen:

Gewicht: _____ kg

Zubereitung

1 Garen Sie den ungeschälten Reis mit den Champignons, die Sie vierteln, in Wasser bissfest. Das Wasser abgießen und die Reis-Champignon-Masse mit

Die Fatburning-Phase: 6–12 Wochen

Phase 2 der Müller-Diät	Wie lange?	Was passiert im Körper?	Was darf ich essen?
Fatburning-Phase	6–12 Wochen (abhängig vom Ausgangsgewicht)	maximaler Fettgewebsabbau und minimaler Muskelabbau ohne Jo-Jo-Effekt, Stoffwechselumstellung, Fatburning	Drei-Mahlzeiten-Konzept

In der Fatburning-Phase purzeln die Pfunde. Gleichzeitig trainieren Sie Ihr neues Essverhalten.

Der Stoffwechsel wird überprüfbar angekurbelt, Körperfett wird abgebaut, Muskeln durch eine optimal zusammengesetzte Ernährungsweise, gezielte Nahrungsergänzung sowie Bewegung erhalten. Für mindestens sechs Wochen reichen die Rezepte in diesem Buch, und es ist überhaupt kein Problem, die Fatburning-Phase über drei Monate durchzuhalten.

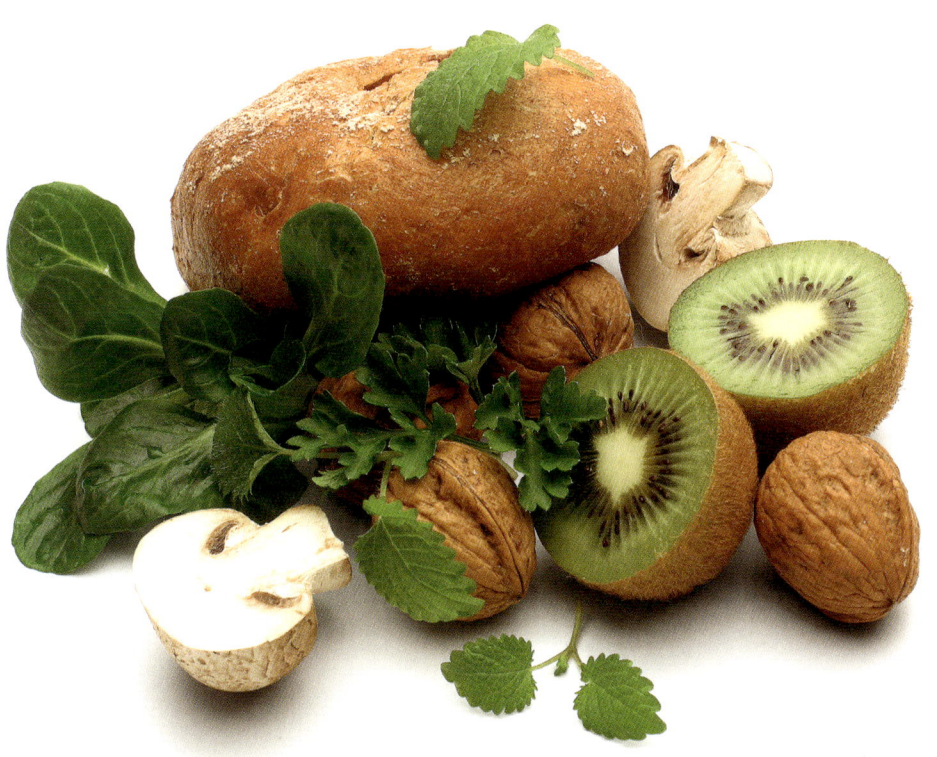

1. Tag

Frühstück

Vollkornbrötchen mit Kirschkonfitüre und Mortadella auf Tomatenscheiben sowie Apfel-Zimt-Quark

Zubereitung

1 Schneiden Sie das Vollkornbrötchen in zwei Hälften und toasten Sie beide. Bestreichen Sie eine Hälfte mit wenig Halbfettmargarine sowie Konfitüre und die andere mit Senf, und legen Sie Tomatenscheiben, Basilikum sowie die Geflügelmortadella darauf.

2 Rühren Sie den Quark mit Mineralwasser glatt und mischen Sie ihn mit geraffeltem Apfel, den Sie sofort mit Zitronensaft beträufeln. Schmecken Sie den Apfelquark mit flüssigem Süßstoff, Vanillemark und Zimt ab.

3 Trinken Sie zum Frühstück den Kaffee und im Laufe des Vormittags eine Flasche kalziumreiches Mineralwasser.

Varianten

3. Woche: Verwenden Sie anstelle des Apfels eine Birne.
5. Woche: Verwenden Sie anstelle des Apfels 130 g Kirschen.

Zutaten			
		g	kcal
1	1 Vollkornbrötchen	50	111
	1/2 TL Halbfettmargarine	3	11
	2 EL kalorienreduzierte Kirschkonfitüre	25	17
	Geflügelmortadella	30	52
	1 Tomate	50	9
	Senf, Basilikumblätter		
2	Magerquark	125	94
	1 mittelgroßer Apfel	130	67
	2 EL Mineralwasser		
	1 TL Zitronensaft		
	Zimt, Vanillemark oder -aroma, flüssiger Süßstoff		
3	2–3 Tassen Kaffee mit Kondensmilch		
	1 Flasche kalziumreiches Mineralwasser		

Tipps & Hinweise

Wenn Sie keinen Kaffee mögen oder vertragen, können Sie auch schwarzen oder grünen Tee trinken. Dieser enthält ebenfalls den Fatburner Koffein.

Mittagessen

Tomatensaft, Pellkartoffeln mit Kräuterquark sowie Kiwi-Apfel-Orangen-Salat

Zutaten		
	g	kcal
1 1 großes Glas Tomatensaft	200 ml	29
Tabasco oder andere scharfe Gewürze		
2 kleine Pellkartoffeln	200	140
Magerquark	125	94
1 TL Öl	5	40
2 EL Mineralwasser		
Kräuteressig		
1 Zwiebel, reichlich Petersilie und Schnittlauchröllchen, Kräutersalz, Pfeffer, Paprikapulver, Knoblauchpulver, flüssiger Süßstoff		
3 1 Kiwi	60	37
1 Apfel	65	34
1 TL Zitronensaft		
flüssiger Süßstoff, Zimt, Rumaroma		
4 1 Flasche kalziumreiches Mineralwasser		

Zubereitung

1 Trinken Sie den mit Tabasco abgeschmeckten Tomatensaft.

2 Die Pellkartoffeln mit Kräutersalz garen und nicht pellen. Rühren Sie den Magerquark mit Mineralwasser und Öl glatt und geben Sie Schnittlauchröllchen sowie fein geschnittene Petersilie und Zwiebelwürfel dazu. Den Quark mit Kräuteressig, Kräutersalz, Pfeffer, Paprikapulver, flüssigem Süßstoff sowie Knoblauchpulver abschmecken.

3 Die Kiwi in Scheiben schneiden, den Apfel würfeln. Das Obst gut mischen und mit Zitronensaft, flüssigem Süßstoff, Zimt und Rumaroma marinieren.

4 Trinken Sie im Laufe des Vormittags eine Flasche kalziumreiches Mineralwasser.

Varianten

3. Woche: Verwenden Sie anstelle von Kräuterquark Paprikaquark mit roter Paprikaschote.
5. Woche: Verwenden Sie anstelle von Kräuterquark Tomatenquark mit Tomatenmark und Tomatenwürfeln.

Tipps & Hinweise

Anstatt frischer Kräuter können Sie auch tiefgekühlte Kräuter verwenden. Durch das Schockfrosten bleiben die Vitamine und das Aroma sowie die Farbe weitgehend erhalten.

Das in vielen scharfen Gewürzen wie Tabasco enthaltene Capsaicin erhöht den Energiebedarf und macht Ihre Gewichtsreduktion einfacher und effektiver.

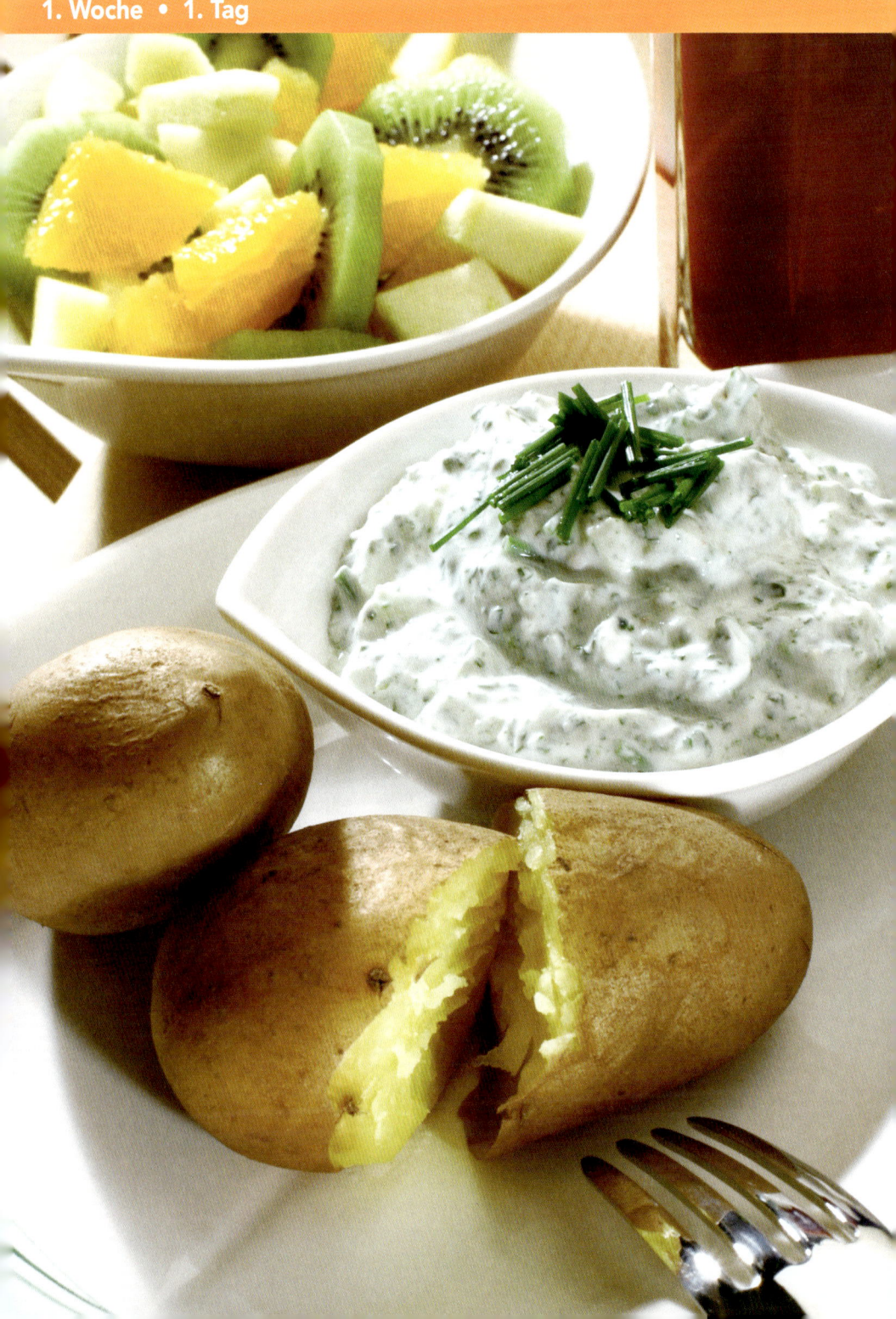

Abendessen

Kräftige Schinkenbrote, Tomatensalat mit Kräutermarinade sowie eine Banane

Zutaten

		g	kcal
1	2 Scheiben Vollkornbrot	100	188
	1/2 TL Halbfettmargarine	3	11
	2–3 Scheiben roher Schinken	30	35
	1–2 Gewürzgurken	50	6
	Schnittlauch		
2	Fleischtomaten	200	35
	1 Zwiebel	60	17
	1 TL Öl	5	40
	1 TL Sherryessig		
	reichlich Petersilie und Basilikum, Salz, Pfeffer, flüssiger Süßstoff		
3	1 kleine Banane	100	95
4	2–3 Tassen Tee mit Süßstoff		
	1 Flasche kalziumreiches Mineralwasser		

Zubereitung

1 Die Brotscheiben toasten und mit Halbfettmargarine bestreichen, Schnittlauchröllchen darüberstreuen, Schinken darauflegen und mit Gewürzgurkenscheiben belegen.

2 Eine Zwiebel in dünne Scheiben schneiden, mit Sherryessig beträufeln, Öl, Salz, Pfeffer, Petersilie, Basilikum sowie wenig Süßstoff dazugeben. Die Fleischtomate in Scheiben schneiden und kurz in der Marinade marinieren.

3 Essen Sie die Banane.

4 Trinken Sie zum Abendessen den Tee und im Laufe des Abends eine Flasche kalziumreiches Mineralwasser.

Varianten

3. Woche: Verwenden Sie anstelle der Fleischtomate Paprika mit Petersilien-Thymian-Marinade.
5. Woche: Verwenden Sie anstelle der Fleischtomate Zucchinischeiben mit Dillmarinade.

Tipps & Hinweise

Schneiden Sie vom Schinken immer den Fettrand ab.

Sie können auch grünen Tee trinken. Kalorienfreien Süßstoff können Sie ebenfalls verwenden. Bei Schwarztee ist ein Schuss Zitronensaft oder ein Löffel Milch erlaubt.

Dieser Tag liefert:

1250 kcal
  72 g Eiweiß
  22 g Fett
  182 g Kohlenhydrate
  33 g Ballaststoffe

2. Tag

Frühstück

Knäckebrot mit Erdbeerkonfitüre und Salami sowie Apfel-Zimt-Hüttenkäse

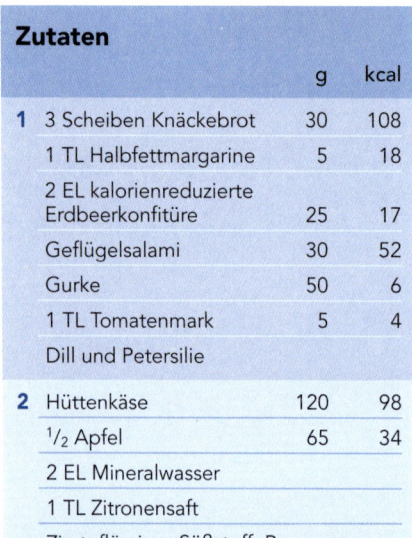

Zutaten

		g	kcal
1	3 Scheiben Knäckebrot	30	108
	1 TL Halbfettmargarine	5	18
	2 EL kalorienreduzierte Erdbeerkonfitüre	25	17
	Geflügelsalami	30	52
	Gurke	50	6
	1 TL Tomatenmark	5	4
	Dill und Petersilie		
2	Hüttenkäse	120	98
	¹/₂ Apfel	65	34
	2 EL Mineralwasser		
	1 TL Zitronensaft		
	Zimt, flüssiger Süßstoff, Rumaroma		
3	2–3 Tassen Kaffee mit Kondensmilch		
	1 Flasche kalziumreiches Mineralwasser		

Zubereitung

1 Die Knäckebrotscheiben dünn mit Margarine bestreichen. Eine Scheibe mit Konfitüre, die anderen beiden Scheiben mit Tomatenmark bestreichen, mit Kräutern bestreuen und Salami daraufgeben. Abschließend mit Gurkenscheiben belegen.

2 Den Hüttenkäse mit Mineralwasser und Apfelspalten fein pürieren und mit Zitronensaft, Zimt, Süßstoff und Rumaroma abschmecken.

3 Trinken Sie während des Frühstücks den Kaffee und im Laufe des Vormittags eine Flasche kalziumreiches Mineralwasser.

Variante

Anstatt der kalorienreduzierten Erdbeerkonfitüre können Sie auch andere süßstoffgesüßte Konfitüren verwenden. Besonders praktisch sind sogenannte Hotelpäckchen, die Sie im gut sortierten Lebensmittelhandel erhalten.

Tipps & Hinweise

Kohlensäurereiches Mineralwasser verbessert die Sättigung!

Süßstoff ist kalorienfrei und wirkt sich überhaupt nicht auf den Insulinspiegel aus. Damit ist Süßstoff ein sinnvolles Süßungsmittel im Rahmen einer Diät.

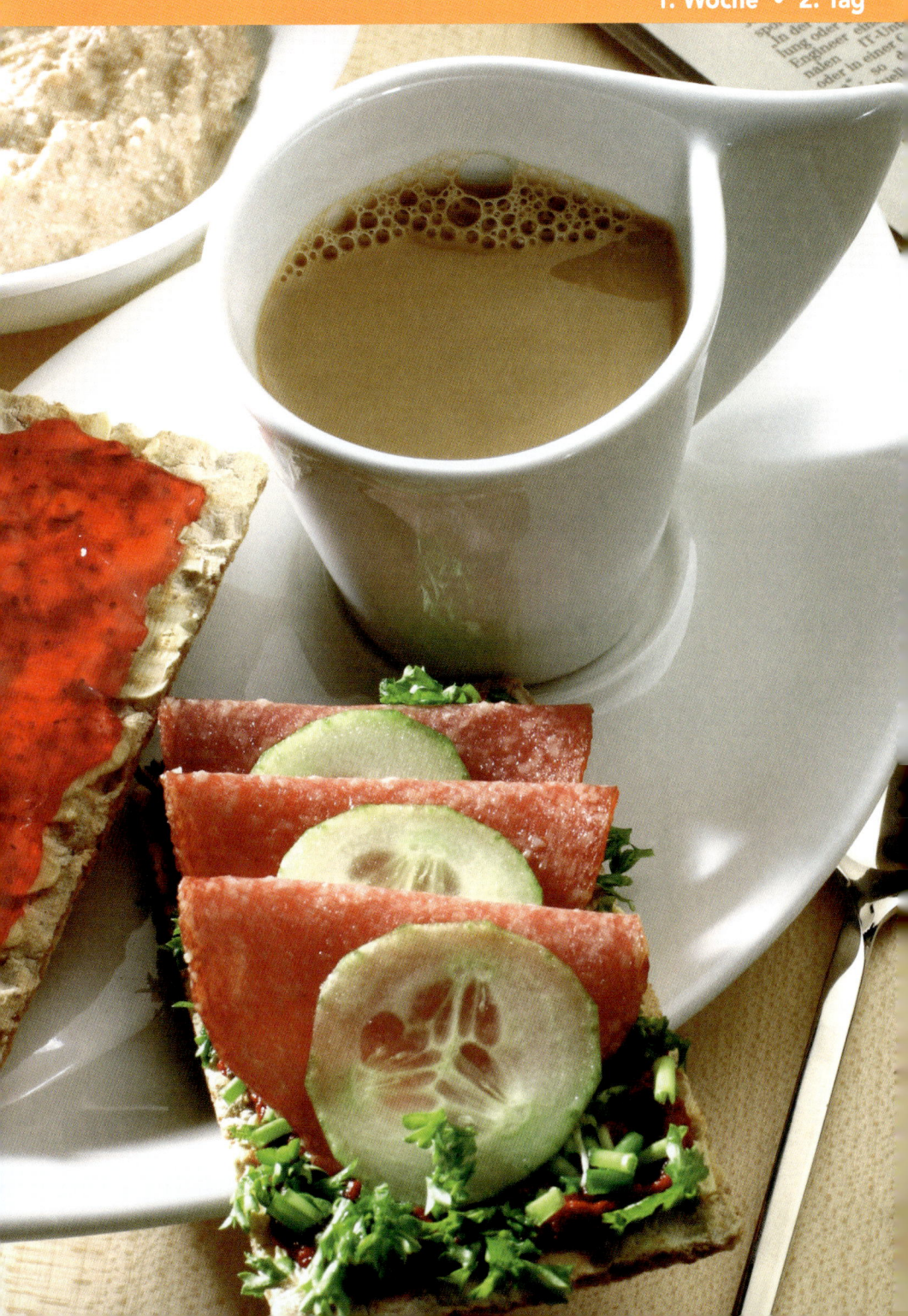

Mittagessen

Pellkartoffeln mit Kabeljaufilet in Senfsoße sowie Schmorbirne

Zutaten

		g	kcal
1	kleine Pellkartoffeln	200	140
	Kabeljaufilet	125	112
	1 gehäufter EL Frischkäse (Rahmstufe)	30	84
	2 TL Senf	10	9
	1 TL Zitronensaft, Sherryessig, Dill und Petersilie, Kräutersalz, Pfeffer		
2	1 Birne	130	68
	Weintrauben	50	35
	1 TL Zitronensaft, flüssiger Süßstoff, Zimt, 1 Nelke		
3	1 Flasche kalziumreiches Mineralwasser		

Zubereitung

1 Die Pellkartoffeln mit Kräutersalz garen. Den Kabeljau säubern, mit Sherryessig beträufeln und in eine Teflonpfanne geben, etwas Zitronenwasser dazugießen. Kurz von beiden Seiten garen. Kabeljaufilet aus der Pfanne nehmen, gehackte Kräuter, Senf, Kräutersalz, Pfeffer dazugeben, kurz erhitzen und mit Frischkäse legieren. Das Fischfilet kurz in die Pfanne geben und erhitzen.

2 Die Birne waschen, halbieren, Gehäuse herausschneiden und in Zitronenwasser mit Süßstoff, den entkernten Weintrauben, Zimt und einer Nelke knackig garen, die Nelke herausnehmen.

3 Trinken Sie im Laufe des Nachmittags eine Flasche kalziumreiches Mineralwasser.

Variante

3. Woche: Verwenden Sie anstelle des Kabeljaufilets Seelachsfilet mit Tomatensoße.
5. Woche: Verwenden Sie anstelle des Kabeljaufilets Forelle in Meerrettichsoße.

Tipps & Hinweise

Verwenden Sie während einer Reduktionskost nicht zu wenig Salz, da Sie sonst zu viel Wasser verlieren und Kreislaufprobleme sowie Kältegefühl und Zittern bekommen können.

Kohlenhydratreiche Lebensmittel wie Salzkartoffeln haben einen hohen Glyx, der zu Hunger führt. Sie können der Glyx-Insulin-Falle entkommen, wenn Sie anstatt Salzkartoffeln oder Kartoffelbrei ausschließlich kleine ungepellte Pellkartoffeln essen. Diese haben einen viel niedrigeren Glyx und mehr Ballaststoffe als Salzkartoffeln.

Abendessen

Vollkornbrot mit Musik und Dillgurken-Salat sowie ein Apfel

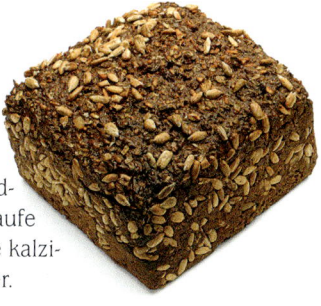

Zutaten		
	g	**kcal**
1 2 Scheiben Vollkornbrot	100	188
½ TL Halbfettmargarine	3	110
Harzer Käse (Sauermilchkäse)	50	66
½ rote Zwiebel	30	8
2 EL Schnittlauchröllchen		
2 Gurke	200	24
1 Zwiebel	60	17
1 TL Öl	5	40
Dill, Petersilie, Salz, bunter Pfeffer		
3 1 Apfel	130	67
4 2–3 Tassen Tee mit Süßstoff		
1 Flasche kalziumreiches Mineralwasser		

Zubereitung

1 Das Vollkornbrot toasten, mit Halbfettmargarine bestreichen, mit Harzer Käse und Zwiebelringen belegen und mit Schnittlauchröllchen bestreuen, zusammenklappen und durchschneiden.

2 Die Gurke heiß abwaschen und mit Schale in dünne Scheiben schneiden. Die Zwiebel fein würfeln, mit gehackten Kräutern, Salz und buntem Pfeffer aus der Mühle vermischen, Öl dazugeben und das Dressing über die Gurkenscheiben geben.

3 Essen Sie den Apfel.

4 Trinken Sie zum Abendessen den Tee und im Laufe des Abends eine Flasche kalziumreiches Mineralwasser.

Varianten

3. Woche: Verwenden Sie anstelle von Harzer Käse Hüttenkäse und anstelle der Gurke grüne Paprika.
5. Woche: Verwenden Sie anstelle von Harzer Käse selbst gemachten Kräuterquark aus Magerquark und anstelle der Gurke Zucchini.

Tipps & Hinweise

Gemüse wie Gurken enthalten mehr als 90 Prozent Wasser und kaum Kalorien. Daher sind sie ideale Begleiter einer Reduktionskost. Hier dürfen Sie richtig zugreifen.

Dieser Tag liefert:

1250 kcal
  88 g Eiweiß
  26 g Fett
  160 g Kohlenhydrate
  30 g Ballaststoffe

3. Tag

Varianten

3. Woche: Verwenden Sie anstelle der Banane Ananas.
5. Woche: Verwenden Sie anstelle der Banane Himbeeren.

Frühstück

Vollkornbrot mit Leberwurst und Senf und mit Himbeerkonfitüre sowie eine Banane

Zutaten

		g	kcal
1	2 Scheiben Vollkornbrot	100	188
	Geflügelleberwurst	30	52
	1 TL Senf	5	4
	2 EL Magerquark	30	23
	2 EL kalorienreduzierte Himbeerkonfitüre	25	17
2	1 Banane	130	124
3	2–3 Tassen Kaffee mit Milch		
	1 Flasche kalziumreiches Mineralwasser		

Zubereitung

1 Das Vollkornbrot toasten, eine Scheibe mit Senf und Geflügelleberwurst und die andere mit Magerquark und Himbeerkonfitüre bestreichen.

2 Essen Sie die Banane.

3 Trinken Sie zum Frühstück den Kaffee und im Laufe des Vormittags eine Flasche kalziumreiches Mineralwasser.

Tipps & Hinweise

Essen Sie keine überreifen Bananen, die deutlich mehr Zucker enthalten als normal reife Bananen. Bananen haben, wenn sie noch nicht ganz reif sind, sogar noch mehr Ballaststoffe (resistente Stärke) und haben einen viel niedrigeren Glyx als überreife Bananen. Außerdem sättigen sie besser.

Magerquark enthält reichlich Eiweiß und dabei extrem wenig Fett. Das hochwertige Milcheiweiß ist gut sättigend.

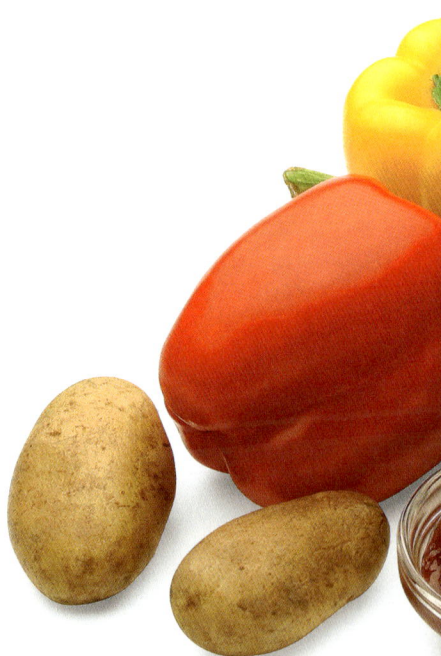

Mittagessen

Pikanter Pellkartoffelsalat mit Grapefruitdessert

Zutaten

		g	kcal
1	kleine Pellkartoffeln	200	140
	1/2 Gemüsepaprika rot	60	22
	1/2 Gemüsepaprika grün	60	12
	Gewürzgurken	50	6
	1/2 Zwiebel	30	8
	1 TL Leinöl	5	40
	Dill, Petersilie, Schnittlauch, Salz, weißer Pfeffer, Chilischote, Sherryessig		
2	Hüttenkäse (Magerstufe)	100	81
	1 Grapefruit	130	65
	Zimt, flüssiger Süßstoff, Bittermandelaroma		
3	1 Flasche kalziumreiches Mineralwasser		

Zubereitung

1 Die Pellkartoffeln mit Salz garen und abkühlen lassen. Mit Schale in Scheiben schneiden, die Gewürzgurke würfeln, die Paprikas in Stifte schneiden. Aus Salz, Pfeffer, Chilischote sowie Leinöl, den gehackten Kräutern und dem Sherryessig eine kräftige Marinade herstellen und über die Pellkartoffelscheiben geben. Die Gewürzgurkenwürfel unterheben.

2 Die Grapefruit pellen und die Spalten halbieren. Den Hüttenkäse mit Zimt, Süßstoff und Bittermandelaroma abschmecken und vorsichtig mit der Grapefruit mischen.

3 Trinken Sie im Laufe des Nachmittags eine Flasche kalziumreiches Mineralwasser.

Varianten

3. Woche: Verwenden Sie anstelle der Pellkartoffeln Basmatireis.
5. Woche: Verwenden Sie anstelle der Paprika Möhren und Erbsen.

Tipps & Hinweise

Messen Sie Öl grundsätzlich mit einem Teelöffel ab.

Kühlen Kartoffeln ab, bildet sich resistente Stärke, die ein sättigender Ballaststoff ist. Außerdem haben solche Kartoffeln einen niedrigeren Glyx als Salzkartoffeln oder Kartoffelfertigprodukte.

Abendessen

Feldsalat mit Rindersteak sowie eine Papaya

Zutaten		g	kcal
1	1 großes Glas Tomatensaft	200 ml	29
	Tabasco oder andere scharfe Gewürze		
2	Rindersteak	120	282
	1 TL Öl	5	40
	1 Zwiebel	60	17
	Petersilie und Schnittlauch		
3	Feldsalat	100	14
	1 TL Öl	5	40
	Sherryessig, Salz, weißer Pfeffer, flüssiger Süßstoff		
4	Papaya	200	26
5	2–3 Tassen Tee mit Süßstoff		
	1 Flasche kalziumreiches Mineralwasser		

Zubereitung

1 Würzen und trinken Sie den Tomatensaft.

2 Braten Sie das in gehackten Kräutern gewendete und mit frisch gemahlenem Pfeffer bestreute Steak von beiden Seiten 2 Minuten in heißem Öl in einer Teflonpfanne. Nehmen Sie das Steak aus der Pfanne und geben Sie die Zwiebelringe hinein, die braun angeröstet und gesalzen werden.

3 Mischen Sie Öl, Sherryessig, Salz, Pfeffer und Süßstoff und marinieren Sie darin den Feldsalat. Schneiden Sie das Fleisch in Streifen und legen Sie diese über den Feldsalat. Zum Schluss geben Sie die Zwiebeln und das Fett aus der Pfanne darüber.

4 Essen Sie die Papaya.

5 Trinken Sie zum Abendessen den Tee und im Laufe des Abends eine Flasche kalziumreiches Mineralwasser.

Varianten

3. Woche: Verwenden Sie anstelle eines Rinder- ein Lachssteak.
5. Woche: Nehmen Sie anstelle von Feldsalat Rucola und von Rindfleisch Putenbrust.

Tipps & Hinweise

Schneiden Sie den Fettrand von Fleisch erst nach dem Braten oder Garen ab.

Verwenden Sie täglich Salz. Fluorid stärkt die Knochen und den Zahnschmelz, Jodsalz schützt die Schilddrüse.

Dieser Tag liefert:

1250 kcal
76 g Eiweiß
39 g Fett
138 g Kohlenhydrate
30 g Ballaststoffe

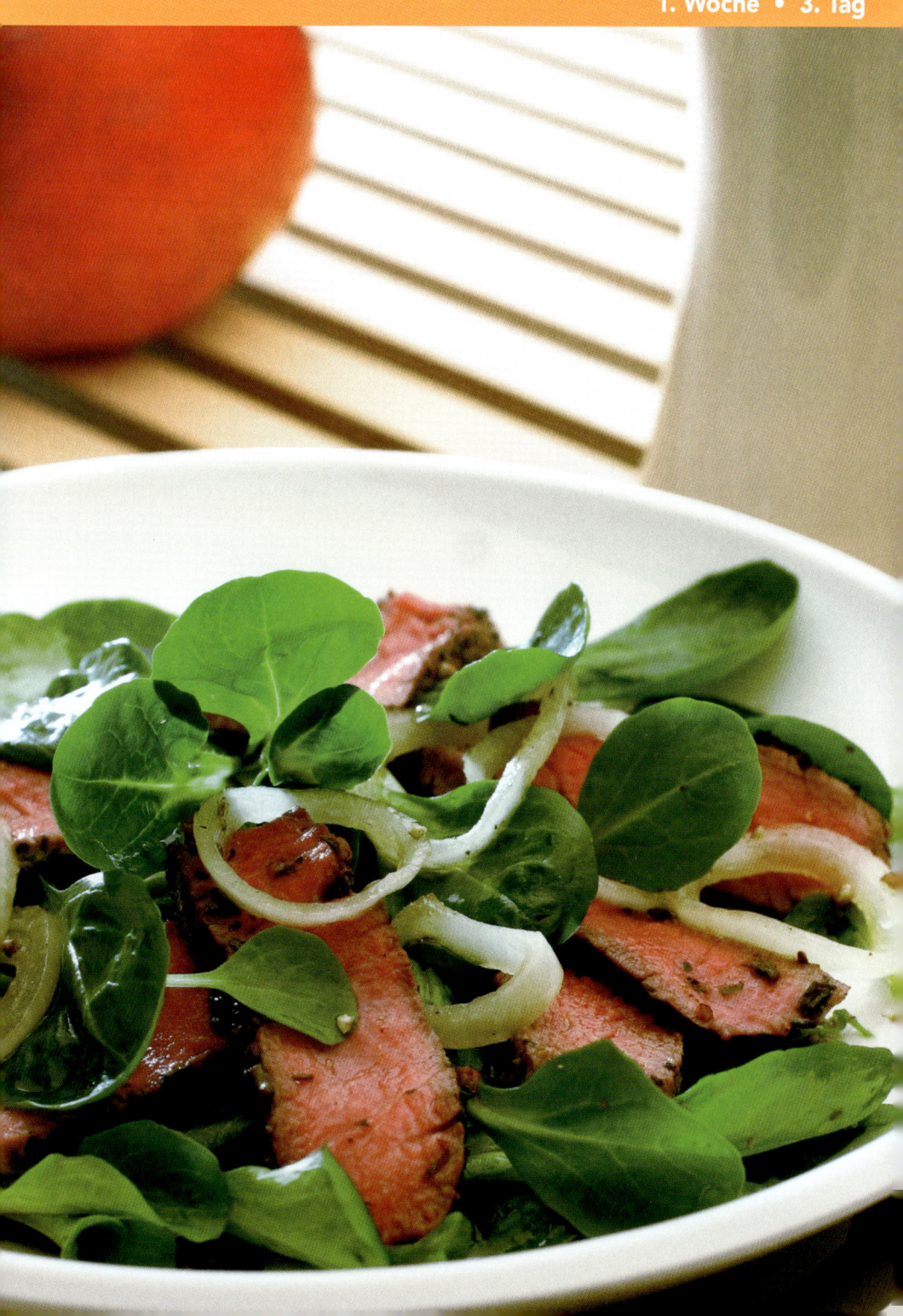

4. Tag

Frühstück

Vollkornbrötchen mit Edamer sowie Himbeer-Apfel-Joghurt

Zutaten		
	g	**kcal**
1 1 Vollkornbrötchen	50	111
1 EL Tomatenmark	20	15
1 Scheibe Edamer	30	106
2 Himbeeren (frisch oder TK)	75	25
Joghurt (entrahmt)	150	57
Apfel	100	52
2 TL Rosinen	10	30
1–2 TL Zitronensaft		
Zimt, Bittermandelaroma, flüssiger Süßstoff		
3 2–3 Tassen Kaffee mit Milch		
1 Flasche kalziumreiches Mineralwasser		

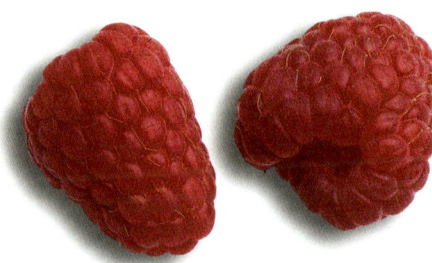

Zubereitung

1 Schneiden Sie das Brötchen auf und toasten Sie beide Seiten. Bestreichen Sie es mit Tomatenmark und legen Sie eine Scheibe Edamer darauf. Klappen Sie es zu und schneiden Sie es in der Mitte durch.

2 Pürieren Sie die Himbeeren zusammen mit dem Joghurt, schmecken Sie mit Zitronensaft, Zimt, Bittermandelaroma und Süßstoff ab. Die Rosinen legen Sie – wenn Sie mögen – über Nacht in Wasser ein. Geben Sie die gequollenen Rosinen und Apfelwürfel in den Himbeerjoghurt.

3 Trinken Sie zum Frühstück den Kaffee und im Laufe des Vormittags eine Flasche kalziumreiches Mineralwasser.

Varianten

3. Woche: Verwenden Sie anstelle von Edamer Gouda oder Tilsiter.
5. Woche: Nehmen Sie statt Joghurt magere Dickmilch oder Kefir (besonders spritzig für den Sommer).

Tipps & Hinweise

Joghurt gibt es in verschiedenen Fettstufen. Bevorzugen Sie Joghurt mit 0,1 Prozent Fett, der praktisch fettfrei ist.

Fettarme Milchprodukte enthalten besonders viel Kalzium, das die Knochen stark hält und das Abnehmen erleichtert.

Mittagessen

Schweineschnitzel natur mit Pellkartoffeln und Erbsen-Möhren-Gemüse sowie Orangenjoghurt

3 Den Joghurt mit einer halben gepellten Orange in Stückchen, mit Zitronensaft und Süßstoff abschmecken und mit Minzeblättern garnieren.

4 Trinken Sie im Laufe des Nachmittags eine Flasche kalziumreiches Mineralwasser.

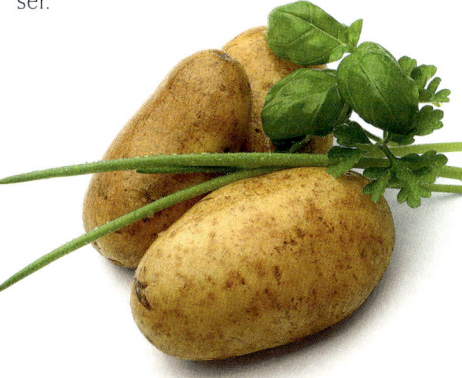

Zutaten

		g	kcal
1	1 Glas Tomatensaft	200 ml	29
	Tabasco oder andere scharfe Gewürze		
2	Schweineschnitzel	100	107
	Pellkartoffeln	200	140
	grüne frische Erbsen	100	82
	frische Möhre	150	39
	1 TL Öl	5	40
	Salz, Pfeffer, Senf		
3	$^1/_2$ Orange	65	31
	Joghurt (entrahmt)	150	57
	1–2 TL Zitronensaft		
	flüssiger Süßstoff, Minzeblätter		
4	1 Flasche kalziumreiches Mineralwasser		

Varianten

3. Woche: Verwenden Sie anstelle des Schweineschnitzels ein Schweinefilet (mit etwas Senf einreiben).
5. Woche: Essen Sie anstelle des Schweineschnitzels ein Lachssteak (Dill und Zitronensaft nicht vergessen).

Zur Spargelzeit können Sie noch Spargel zum Gemüse geben. Oder Sie nehmen etwas Kohlrabi hinzu.

Zubereitung

1 Würzen und trinken Sie den Tomatensaft.

2 Das Schweineschnitzel pfeffern und von beiden Seiten in Öl in einer Teflonpfanne 2–3 Minuten anbraten. Zum Schluss salzen. Die Erbsen und die Möhren bissfest garen und mit Salz, Pfeffer sowie etwas Senf abschmecken.

Tipps & Hinweise

Besonders reich an Vitaminen, Mineralstoffen und sekundären Pflanzenstoffen ist Gemüse aus dem eigenen Garten. Oftmals ist tiefgefrorenes Gemüse den angeblichen „Frischwaren" aus dem Supermarkt überlegen!

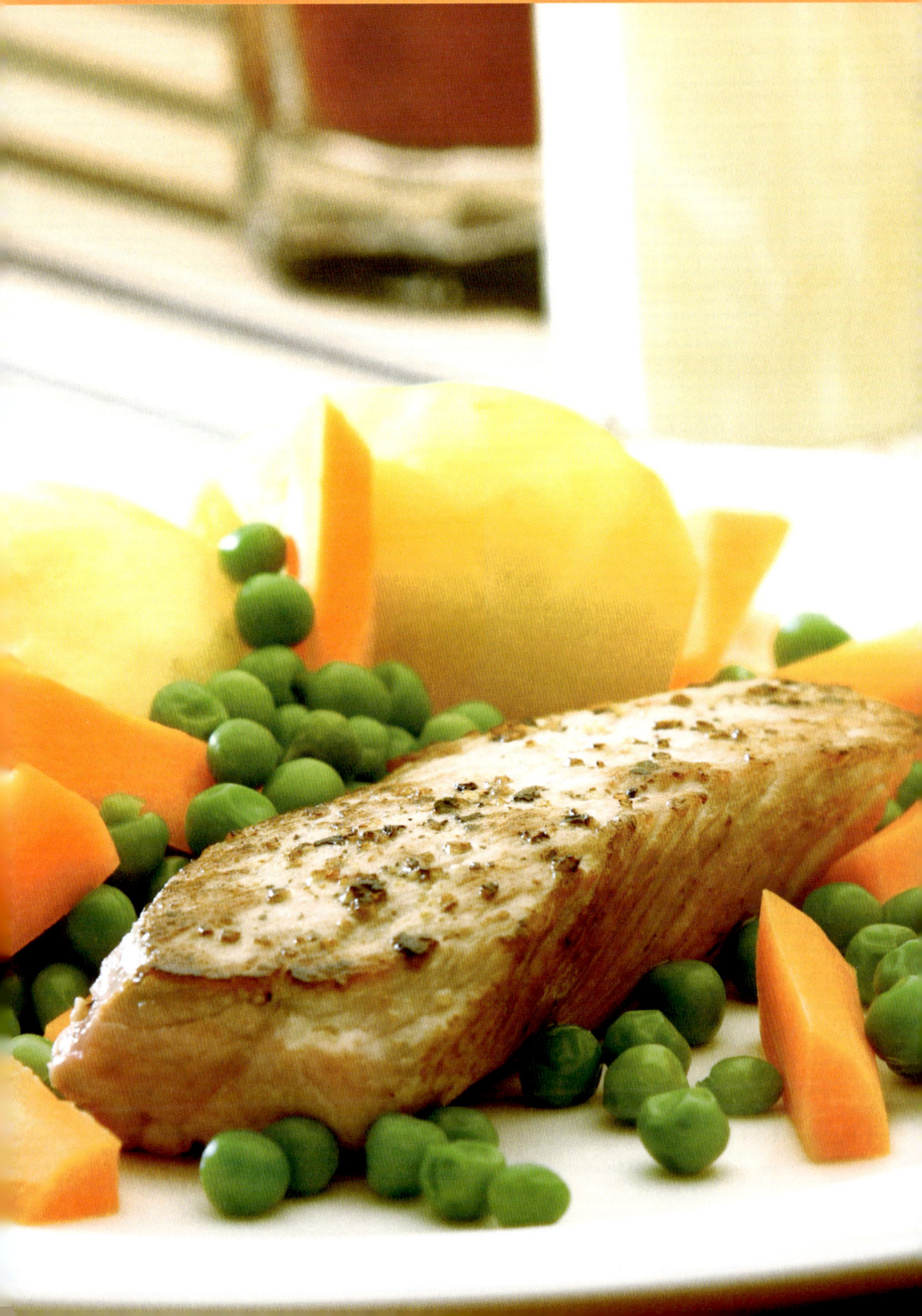

Abendessen

Italienischer Tomaten-Gurken-Salat mit Feta sowie Vanillejoghurt

Varianten

3. Woche: Verwenden Sie anstelle des Fetas Emmentaler oder Gouda.
5. Woche: Verwenden Sie anstelle der Gurke Zucchini mit Paprika.

Zutaten		
	g	kcal
1 1 Tomate	200	35
Gurke	200	24
Feta	60	142
1 TL Olivenöl	5	40
Schnittlauch, Petersilie, Basilikum, Thymian, Balsamessig, Salz		
2 Joghurt (entrahmt)	150	57
Vanillemark, flüssiger Süßstoff		
3 2 Tassen schwarzer Tee mit Süßstoff		
1 Flasche kalziumreiches Mineralwasser		

Tipps & Hinweise

Besser als Vanillearoma schmeckt aus der Vanilleschote ausgekratztes Vanillemark.
Studien zeigen, dass Vanille den Süßhunger dämpfen kann. Vanille ist also ideal für „Schokoholics".

Dieser Tag liefert:

1250 kcal
 85 g Eiweiß
 35 g Fett
 136 g Kohlenhydrate
 32 g Ballaststoffe

Zubereitung

1 Die Tomaten und Gurken in Scheiben schneiden. Den Feta klein schneiden und mit Balsamessig und Öl vermischen, gehackte Kräuter dazugeben, mit Salz abschmecken. Tomaten- und Gurkenscheiben darin marinieren.

2 Den Joghurt mit dem Mark einer halben ausgekratzten Vanilleschote pürieren, mit Süßstoff süßen und 2 Stunden abgedeckt kalt stellen.

3 Trinken Sie zum Abendessen den Tee und im Laufe des Abends eine Flasche kalziumreiches Mineralwasser.

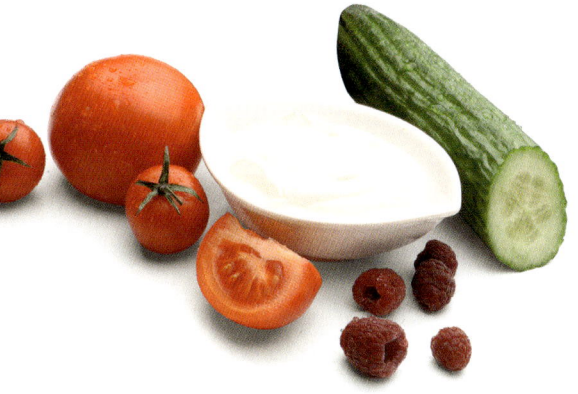

5. Tag

Frühstück

Vollkornbrötchen mit Hüttenkäse-Kirsch-konfitüre sowie Obstsalat mit Mandeln und Rosinen

Zutaten		
	g	kcal
1 1 Vollkornbrötchen	50	111
Hüttenkäse (Magerstufe)	30	24
2 EL kalorienreduzierte Kirschkonfitüre	25	17
2 1 Apfel	100	52
1 Orange	100	47
1 Banane	100	95
Mandelblättchen	10	57
2 TL Rosinen	10	30
1–2 TL Zitronensaft		
Zimt, Rumaroma, flüssiger Süßstoff		
3 2–3 Tassen Kaffee mit Milch		
1 Flasche kalziumreiches Mineralwasser		

Zubereitung

1 Das Brötchen aufschneiden und toasten. Beide Seiten mit Hüttenkäse und Konfitüre bestreichen.

2 Apfel, Orange und Banane in mundgerechte Stücke schneiden, mit Zitronensaft beträufeln, Rosinen und in der Pfanne angeröstete Mandelblättchen dazugeben. Mit Rumaroma, flüssigem Süßstoff und Zimt abschmecken.

3 Trinken Sie zum Frühstück den Kaffee und im Laufe des Vormittags eine Flasche kalziumreiches Mineralwasser.

Variante

Die Obstsorten können Sie je nach Saison kombinieren, beispielsweise Erdbeeren, Himbeeren und Johannisbeeren oder auch tropisch mit Kiwi, Ananas und Papaya.

Tipps & Hinweise

Vollkornbrot und Vollkornbrötchen enthalten mehr als doppelt so viele Ballaststoffe wie Weißbrot. Auch Grau- und Mischbrot ist ballaststoffreich. Der Gehalt an Vitaminen, Mineralstoffen und sekundären Pflanzenstoffen ist in Vollkornprodukten deutlich höher als in Weißmehlprodukten. Außerdem haben Vollkornprodukte einen niedrigeren Glyx und helfen, der Insulinfalle zu entkommen.

Mittagessen

Mediterranes Fischgulasch sowie Vanillepudding

Zutaten

		g	kcal
1	Kabeljau	100	90
	2 große Tomaten	200	35
	Gemüsepaprika rot	100	37
	Aubergine	100	17
	1 Zwiebel	60	17
	2 Knoblauchzehen	15	21
	1 EL Tomatenmark	20	15
	1 TL Öl	5	40
	Basilikum, Thymian, Rosmarin, Schnittlauch, Pfeffer und Salz		
2	Milch (teilentrahmt)	150 ml	74
	Weizenstärke	10	35
	Himbeeren	50	17
	flüssiger Süßstoff, Mark einer halben Vanillestange		
3	1 Flasche kalziumreiches Mineralwasser		

Zubereitung

1 Die Tomatenviertel, gehackte Knoblauchzehen, Tomatenmark, Zwiebelwürfel, Paprikastreifen sowie die Auberginenscheiben in Öl anbraten, mit Wasser aufgießen, gehackte Kräuter und Gewürze sowie gesalzene Kabeljauwürfel dazugeben und kurz durchkochen, bis der Kabeljau gar ist.

2 Milch aufkochen und die mit warmem Wasser angerührte Weizenstärke dazugeben, kurz durchkochen, mit Süßstoff und Vanillemark abschmecken. Abkühlen und die Himbeeren dazugeben.

3 Trinken Sie im Laufe des Nachmittags eine Flasche kalziumreiches Mineralwasser.

Varianten

3. Woche: Verwenden Sie anstelle von Kabeljau Schweinefilet.
5. Woche: Verwenden Sie anstelle von Kabeljau Rinderfilet.
Anstatt Himbeeren können Sie auch Süß- oder Sauerkirschen in den Vanillepudding geben.

Tipps & Hinweise

Teflonpfannen sind besonders empfindlich. Überhitzen Sie die Pfannen nicht und verwenden Sie zum Wenden ausschließlich Holzwender.

Der Glyx bestimmt den Insulinspiegel. Insulin macht Hunger und hemmt den Fettabbau. Mahlzeiten, die ausschließlich aus Kohlenhydraten bestehen, regen die Bauchspeicheldrüse an, besonders viel dieses blutzuckersenkenden Hormons auszuschütten. Essen Sie daher immer Kohlenhydrate, Eiweiße und Fette in einer Mahlzeit. Eine gemischte Kost fördert die Sättigung und lässt Sie die Insulinfalle vermeiden.

Abendessen

Champignon-Rührei sowie Apfel-Zimt-Quark

Zutaten		
	g	kcal
1 2 Hühnereier	100	154
Champignons	200	31
1 TL Öl	5	40
1/2 Zwiebel	30	8
1 EL geriebener Parmesan	5	22
Schnittlauch, Petersilie, Dill, Pfeffer und Salz		
2 1/2 Apfel	65	34
Magerquark	125	94
1–2 TL Zitronensaft		
flüssiger Süßstoff, Vanillearoma, Zimt		
3 2–3 Tassen schwarzer Tee mit Süßstoff		
1 Flasche kalziumreiches Mineralwasser		

Zubereitung

1 Die Champignons blättrig schneiden und zusammen mit kleinen Zwiebelwürfeln in heißem Öl in der Teflonpfanne anbraten. Mit den mit etwas Wasser, reichlich gehackten Kräutern, Salz und Pfeffer und Parmesan verquirlten Eiern übergießen und stocken lassen.

2 Apfelspalten zusammen mit Zitronensaft, etwas Wasser und Quark pürieren, und mit Süßstoff, Vanillearoma und Zimt abschmecken.

3 Trinken Sie zum Abendessen den Tee und im Laufe des Abends eine Flasche kalziumreiches Mineralwasser.

Varianten

3. Woche: Verwenden Sie anstelle des Apfels eine halbe Birne.
5. Woche: Verwenden Sie anstelle des Apfels Mandarinen.

Anstatt Champignons können Sie auch Tomaten oder Paprika verwenden.

Tipps & Hinweise

Achten Sie beim Käse immer auf den Fettgehalt. In der Regel ist dieser als Fett in der Trockenmasse („Fett i. Tr.") angegeben. Bei manchen Produkten ist der Fettgehalt auch als absoluter Fettgehalt angegeben. Wenn Sie den Fett-i.-Tr.-Gehalt durch zwei teilen, haben Sie näherungsweise den absoluten Fettgehalt berechnet.
Das Cholesterin im Hühnerei belastet den Cholesterinspiegel nicht. Studien beweisen, dass Hühnereier keine Gefahr für das Herz oder die Gefäße darstellen. Im Gegenteil: Das im Eidotter enthaltene Lecithin senkt sogar den Cholesterinspiegel.

Dieser Tag liefert:

1250 kcal
85 g Eiweiß
36 g Fett
130 g Kohlenhydrate
33 g Ballaststoffe

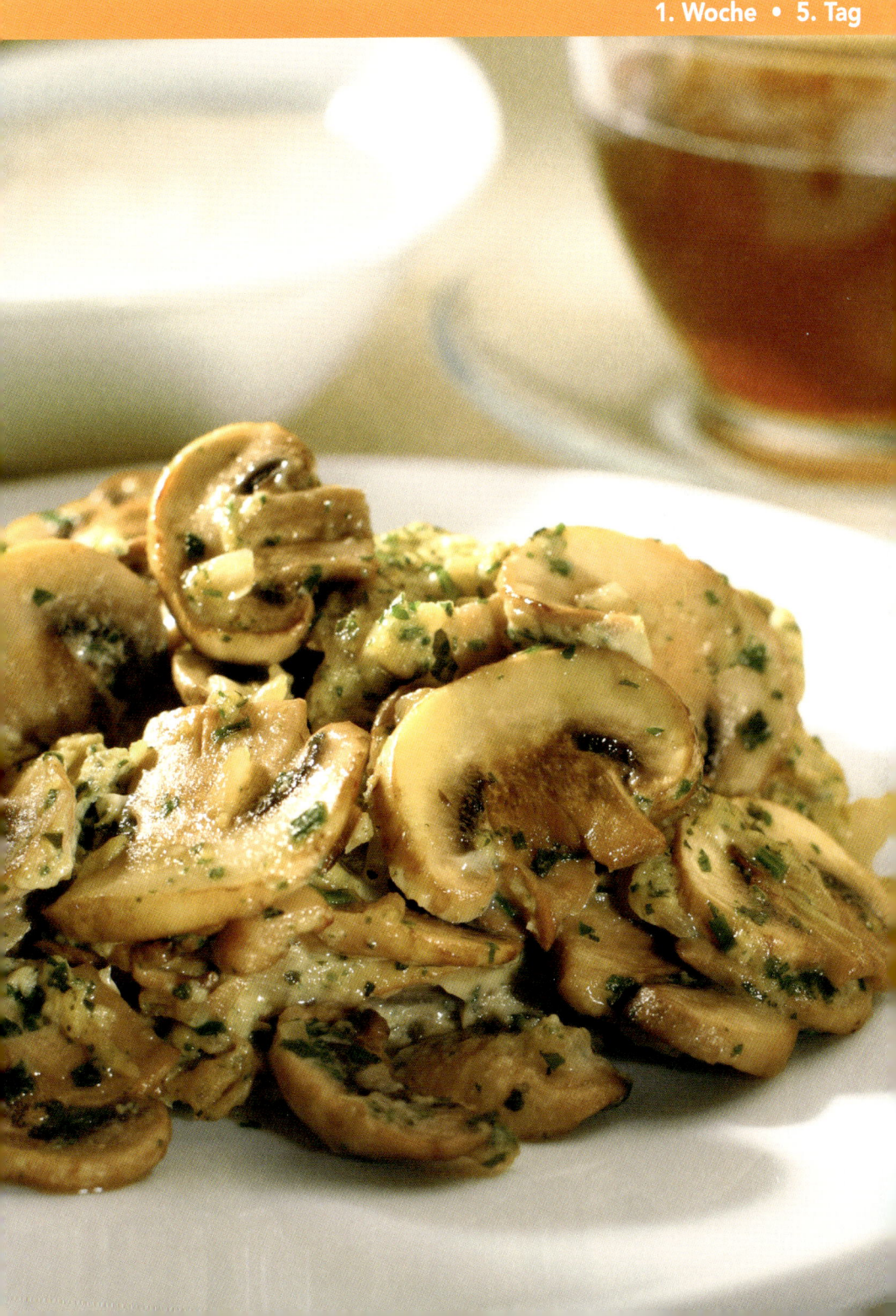

6. Tag

Frühstück

Apfel-Getreideriegel sowie scharfer Tomatensaft

Zutaten			
		g	kcal
1	1 Glas Tomatensaft	200 ml	29
	Tabasco oder andere scharfe Gewürze		
2	4 Getreideriegel	75	256
	Joghurt (entrahmt)	150	57
	1 Apfel	130	67
	Zimt, flüssiger Süßstoff, Rumaroma		
3	2–3 Tassen Kaffee mit Milch		
	1 Flasche kalziumreiches Mineralwasser		

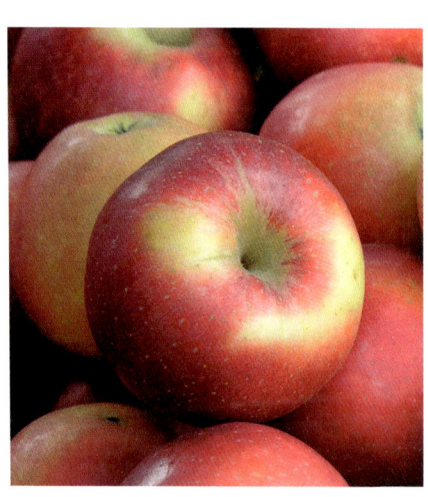

Zubereitung

1 Würzen und trinken Sie den Tomatensaft.

2 Den Apfel grob raffeln und mit Zimt bestreuen. Joghurt mit Süßstoff und Rumaroma aromatisieren. Getreideriegel mit den Apfelraspeln vermischen und mit dem Joghurt übergießen.

3 Trinken Sie zum Frühstück den Kaffee und im Laufe des Vormittags eine Flasche kalziumreiches Mineralwasser.

Varianten

3. Woche: Verwenden Sie anstelle des Apfels eine Birne.
5. Woche: Essen Sie statt des Apfels eine Banane.

Tipps & Hinweise

Essen Sie grundsätzlich keine Mahlzeiten, in denen nur Kohlenhydrate vorkommen, da das der direkte Weg in die Insulinfalle ist. Mischen Sie grundsätzlich Kohlenhydrate mit Eiweißen und Fetten.

Viele Frühstückscerealien enthalten wenig Ballaststoffe, aber reichlich Zucker. Achten Sie bei Frühstückscerealien darauf, dass diese möglichst viel Ballaststoffe enthalten, damit Sie gut gesättigt werden und der Glyx möglichst gering ist. Im Gegensatz zu Cornflakes haben Getreideriegel einen geringen Glyx, und das beugt Hunger im Laufe des Vormittags vor.

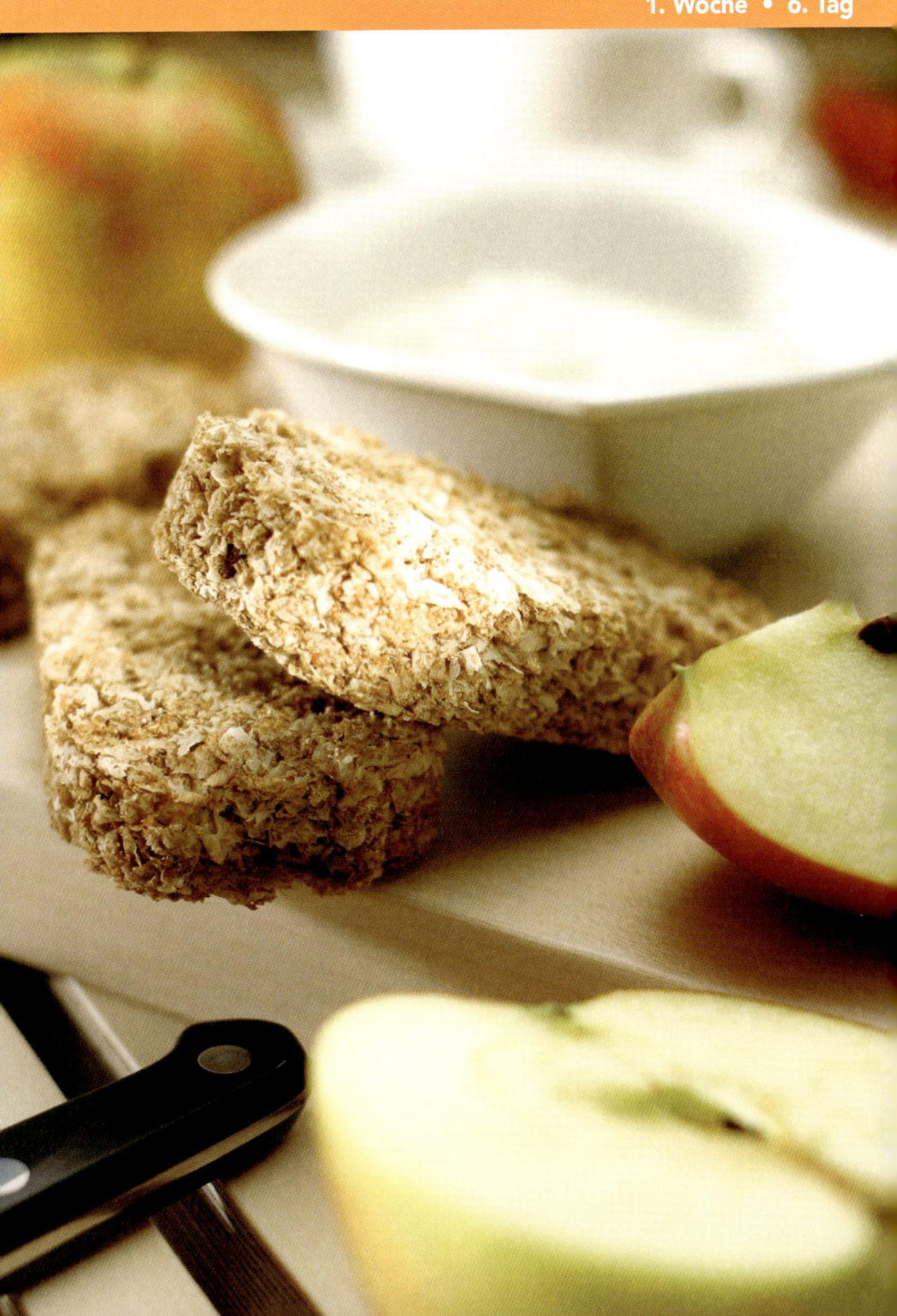

Mittagessen

Asiatische Sprossenpfanne mit Schweinefilet sowie Schoko-Rum-Quark

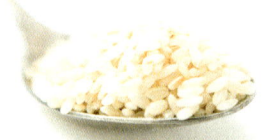

Zutaten

		g	kcal
1	1 Glas Tomatensaft	200 ml	29
	Tabasco oder andere scharfe Gewürze		
2	Schweinefilet	60	81
	ungeschälter Reis	40	140
	Bambussprossen	150	16
	chinesische Pilze	100	14
	1 Zwiebel	60	17
	1 TL Sesamsamen	5	28
	1 TL Sesamöl	5	44
	Sojasoße, Pfeffer, asiatische Gewürzmischung aus dem Asialaden		
3	Magerquark	125	94
	1 EL Kakao	6	20
	flüssiger Süßstoff, Rumaroma, Vanillearoma		
4	1 Flasche kalziumreiches Mineralwasser		

Zubereitung

1 Würzen und trinken Sie den Tomatensaft.

2 Garen Sie den Reis in Salzwasser bissfest. Rösten Sie den Sesam trocken in der Teflonpfanne an. Geben Sie klein geschnittene, trocken getupfte Pilze, Bambussprossen und klein gehackte Zwiebeln in das heiße Fett in der Teflonpfanne. Rösten Sie das Gemüse zusammen mit dem mit Sojasoße gewürzten Schweinefleisch, das Sie in feine Streifen geschnitten haben. Das Fleisch muss gar und das Gemüse gebräunt sein. Jetzt geben Sie die asiatischen Gewürze hinzu und essen das Ganze mit Reis, den Sie mit den angerösteten Sesamsamen vermischt haben.

3 Pürieren Sie den Magerquark mit Mineralwasser cremig und geben Sie Kakao, Süßstoff, Rumaroma und Vanillearoma hinzu.

4 Trinken Sie im Laufe des Nachmittags eine Flasche kalziumreiches Mineralwasser.

Varianten

3. Woche: Verwenden Sie statt Reis asiatische Nudeln.
5. Woche: Nehmen Sie anstelle von Pilzen Paprika und Lauch (Porree).

Tipps & Hinweise

Im Asialaden erhalten Sie getrocknete Pilze, die Sie nach gründlichem Waschen und Einweichen gut für asiatische Gerichte verwenden können. Pilze sind ballaststoffreich und enthalten viele gesundheitsförderliche Inhaltsstoffe.

Abendessen

Bohnensalat mit Schinken sowie Bananenquark

Zutaten

		g	kcal
1	grüne Bohnen	150	38
	Wachsbohnen	150	47
	roher Schinken	20	23
	1 rote Zwiebel	60	17
	1 TL Öl	5	40
	Sherryessig, Bohnenkraut, Petersilie, Schnittlauch, Salz, weißer Pfeffer, flüssiger Süßstoff		
2	Banane	120	114
	Joghurt (entrahmt)	150	57
	1–2 TL Zitronensaft		
	flüssiger Süßstoff		
3	2–3 Tassen schwarzer Tee mit Milch		
	1 Flasche kalziumreiches Mineralwasser		

Zubereitung

1 Die Bohnen in Essig-Salzwasser bissfest garen oder aus der Konserve verwenden. Zwiebel und Schinken fein würfeln und in der Teflonpfanne kurz anbraten. Abkühlen und Essig sowie die Kräuter und Gewürze dazugeben, mit Süßstoff, Salz und Pfeffer abschmecken. Das noch warme Dressing mit den Bohnen mischen und gut durchziehen lassen.

2 Joghurt, Bananenscheiben, Zitronensaft sowie Süßstoff mit dem Pürierstab pürieren.

3 Trinken Sie zum Abendessen den Tee und im Laufe des Abends eine Flasche kalziumreiches Mineralwasser.

Varianten

3. Woche: Essen Sie anstelle der Bohnen Staudensellerie.
5. Woche: Verwenden Sie anstelle der Bohnen milden Lauch (Porree).

Anstatt Banane können Sie auch Pflaumen oder Aprikose verwenden.

Tipps & Hinweise

Gemüse ist reich an Ballaststoffen und sekundären Pflanzenstoffen. Gemüse ist in roher und gekochter Form gesundheitsförderlich. Viele Inhaltsstoffe können nach dem Kochvorgang besser aufgeschlossen werden, daher sind auch Gemüsekonserven besonders gesund. So ist beispielsweise das Betacarotin aus Dosenmöhren besser verfügbar als aus frischen Möhren, und das krebsvorbeugende Lycopin aus Dosentomaten besser wirksam als aus frischen Tomaten.

Dieser Tag liefert:

1250 kcal
  80 g Eiweiß
  24 g Fett
  76 g Kohlenhydrate
  33 g Ballaststoffe

7. Tag

Frühstück

Vollkornbrötchen mit Butterkäse sowie Traubenjoghurt mit Walnüssen

Zutaten		
	g	**kcal**
1 1 Vollkornbrötchen	50	111
1 EL Tomatenmark	20	15
1 Scheibe Butterkäse	30	90
2 1 Kiwi	60	37
Weintrauben	100	71
1 TL Walnussstücke	5	33
1 TL Leinsamen	5	19
1 TL Rosinen	5	15
Joghurt (entrahmt)	80	30
1–2 TL Zitronensaft		
flüssiger Süßstoff, Zimt		
3 2–3 Tassen Kaffee mit Milch		
1 Flasche kalziumreiches Mineralwasser		

Zubereitung

1 Das Brötchen aufschneiden und beide Seiten toasten, mit Tomatenmark bestreichen und mit Butterkäse belegen, zusammenklappen.

2 Kiwi in Scheiben schneiden, Weintrauben halbieren. Leinsamen und Walnuss trocken in der Teflonpfanne anrösten. Die über Nacht eingeweichten Rosinen mit den angerösteten Leinsamen, Nüssen und dem Obst vermischen. Joghurt mit Süßstoff, Zitronensaft und Zimt abschmecken und gut mit den restlichen Zutaten mischen. Sofort verzehren, da die Enzyme aus der Kiwi sonst das Eiweiß aus dem Joghurt abbauen und es bitter schmecken kann.

3 Trinken Sie zum Frühstück den Kaffee und im Laufe des Vormittags eine Flasche kalziumreiches Mineralwasser.

Varianten

3. Woche: Essen Sie anstelle von Butterkäse Emmentaler.
5. Woche: Verwenden Sie anstelle von Butterkäse Leerdamer.
Anstatt Weintrauben können Sie auch Mandarinen und anstatt Kiwi auch Apfel verwenden.

Tipps & Hinweise

Essen Sie Obst wann immer möglich mit Schale, denn unter der Schale stecken besonders viele Vitamine und gesunde sekundäre Pflanzenstoffe. Das in Kaffee enthaltene Koffein ist ein echter Fatburner, da es die Thermogenese und so den Energiebedarf erhöht.

Mittagessen

Mediterraner Spinat mit Zitronen-Dill-Lachs und Kümmel-Pellkartoffeln sowie eine Papaya

Zutaten

		g	kcal
1	Blattspinat	250	48
	kleine Pellkartoffeln	200	140
	Lachsfilet	100	131
	1 TL Öl	5	40
	1 Zwiebel	60	17
	2 Knoblauchzehen	15	21
	1–2 TL Zitronensaft		
	Petersilie, Schnittlauch, Muskatnuss, Kümmel, Zitronensaft, Dill, Salz, Pfeffer		
2	1 Papaya	200	26
3	1 Flasche kalziumreiches Mineralwasser		

Zubereitung

1 Den Spinat zusammen mit Zwiebelwürfelchen in wenig Wasser garen und mit Salz, frisch geriebener Muskatnuss sowie Pfeffer abschmecken. Die Pellkartoffeln garen, halbieren und die Schnittflächen mit Kümmel bestreuen. Im Backofen bei 180 °C 10 Minuten backen. Den Lachs mit Zitronensaft beträufeln, Dill dazugeben, salzen und in heißem Öl von beiden Seiten 2–3 Minuten braten, mit gehackten Kräutern bestreuen.

2 Essen Sie die Papaya.

3 Trinken Sie im Laufe des Nachmittags eine Flasche kalziumreiches Mineralwasser.

Varianten

3. Woche: Verwenden Sie anstelle von Lachs Kabeljaufilet.
5. Woche: Verwenden Sie anstelle von Lachs Putenbrustfilet.
Anstatt Spinat können Sie auch Tomatengemüse oder Kohlrabigemüse zubereiten.

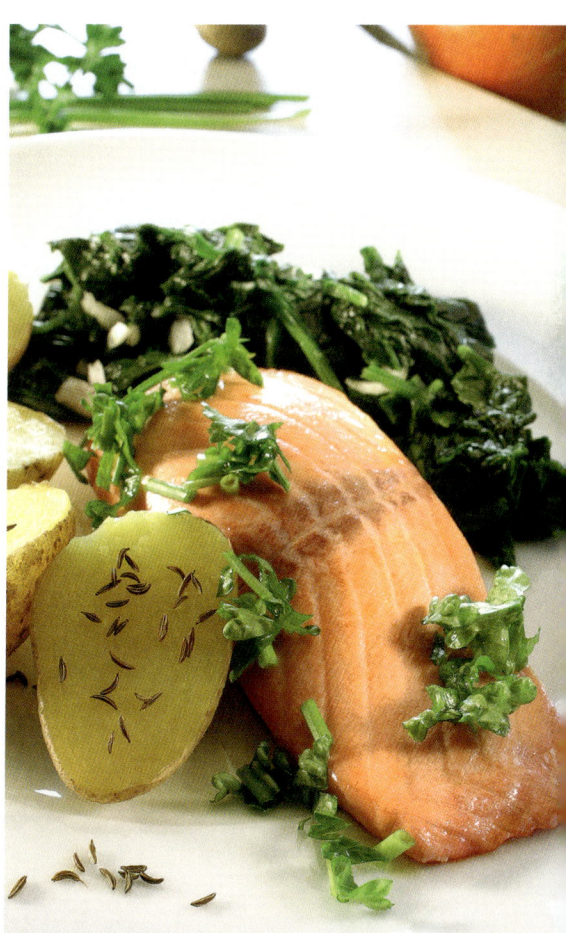

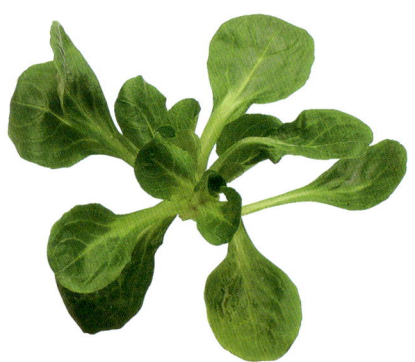

Abendessen

Rohkostsalat mit Putenbruststreifen sowie Orangenquark

Zutaten		
	g	**kcal**
1 Zucchini	125	24
Tomate	125	22
Feldsalat	75	11
Champignons	125	19
Putenbrustfilet	100	107
1 TL Öl	5	40
1 rote Zwiebel	60	17
Paprikapulver, Kräutersalz, bunter Pfeffer, Sherryessig, flüssiger Süßstoff		
2 1 Orange	75	35
Magerquark	130	98
1–2 TL Zitronensaft		
flüssiger Süßstoff, Vanillemark oder -aroma		
3 2–3 Tassen schwarzer Tee		
1 Flasche kalziumreiches Mineralwasser		

Zubereitung

1 Zucchini in Scheiben schneiden, Tomate vierteln, Feldsalat zerpflücken, Champignons blättrig schneiden, mit Zwiebelwürfeln überstreuen. Das Putenbrustfilet mit Paprikapulver bestreuen, salzen und in Öl von beiden Seiten 2–3 Minuten anbraten. Aus der Pfanne nehmen und in Streifen schneiden. Die Pfanne abkühlen lassen, etwas Essig, Süßstoff, Salz und Pfeffer dazugeben und das Dressing über den Salat träufeln. Den Salat mit Putenbruststreifen garnieren.

2 Den Magerquark mit Mineralwasser glatt rühren, Orangenspalten klein schneiden und in den Quark geben und mit Süßstoff, Vanillemark und Zitronensaft abschmecken.

3 Trinken Sie zum Abendessen den Tee und im Laufe des Abends eine Flasche kalziumreiches Mineralwasser.

Varianten

3. Woche: Verwenden Sie anstelle von Feldsalat Rucola.
5. Woche: Nehmen Sie anstelle von Tomaten Cocktailtomaten und anstelle von Zucchini auch Gurke.
Anstatt Orange können Sie Mandarine oder Grapefruit verwenden.

Dieser Tag liefert:

1250 kcal
103 g Eiweiß
34 g Fett
123 g Kohlenhydrate
37 g Ballaststoffe

Hier Gewicht nach der **ersten Woche** eintragen:

Gewicht: _____ kg

Körperfettanteil: _____ %

Hier Gewicht nach der **dritten** Woche eintragen:

Gewicht: _____ kg

Körperfettanteil: _____ %

Hier Gewicht nach der **fünften Woche** eintragen:

Gewicht: _____ kg

Körperfettanteil: _____ %

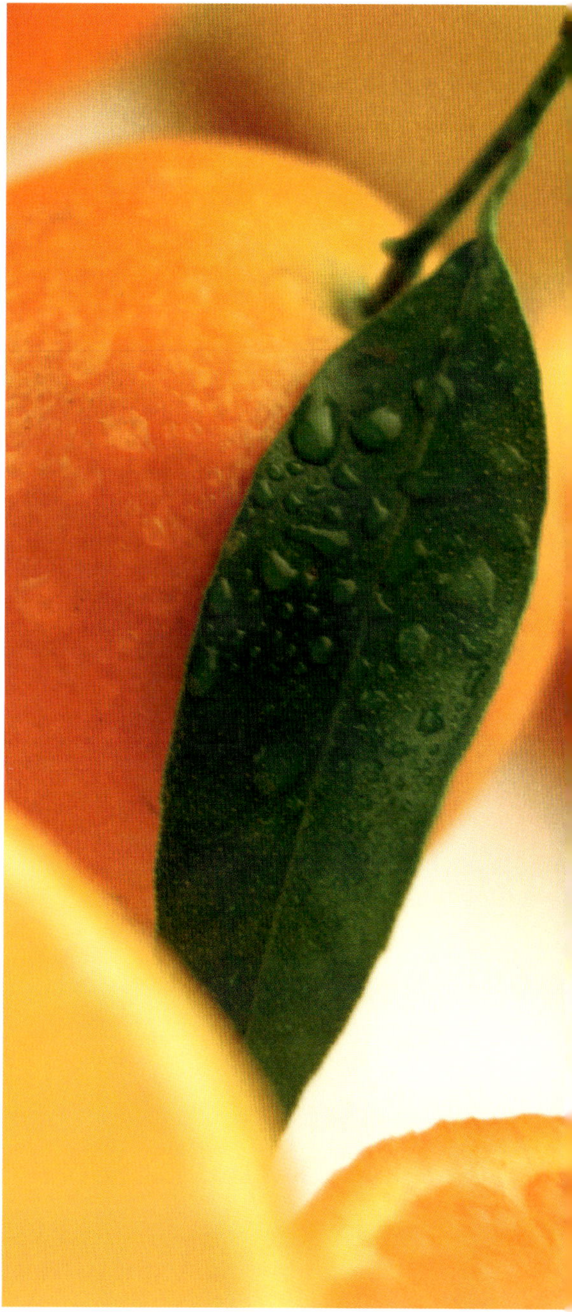

8. Tag

Frühstück

Himbeer-Haferflocken mit Apfel-Joghurt-Soße sowie ein Ei mit Senf

Zutaten		
	g	kcal
1 Haferflocken	50	174
Kefir (entrahmt)	150	57
1/2 Apfel	65	34
Himbeeren	125	42
1 EL Zitronensaft		
flüssiger Süßstoff und Zimt		
2 1 Hühnerei	50	77
Salz, Senf		
3 2–3 Tassen Kaffee mit Milch		
1 Flasche kalziumreiches Mineralwasser		

Zubereitung

1 Kefir mit Apfelspalten, Zimt, Süßstoff und Zitronensaft pürieren. Die Himbeeren über die Haferflocken verteilen und den Apfeljoghurt darübergießen.

2 Dazu ein Ei kochen und mit Senf und Salz würzen.

3 Trinken Sie zum Frühstück den Kaffee und im Laufe des Vormittags eine Flasche kalziumreiches Mineralwasser.

Varianten

4. Woche: Verwenden Sie anstelle von Himbeeren Erdbeeren.
6. Woche: Nehmen Sie anstelle von Himbeeren Johannisbeeren oder Blaubeeren.

Anstatt Senf können Sie auch Ketchup, Meerrettich oder Tomatenmark verwenden, um das Ei zu würzen.

Tipps & Hinweise

Verwenden Sie für den Kaffee grundsätzlich teilentrahmte Milch (1,5 Prozent Fett) oder 4-prozentige Kondensmilch, keine Kaffeesahne.

Ballaststoffe senken nicht nur den Glyx, sie regulieren auch die Verdauung. Viele Menschen leiden im Rahmen einer Reduktionskost unter Verstopfung. Dieser können Sie leicht durch reichlich Ballaststoffe und viel Flüssigkeit und Bewegung entgegenwirken.

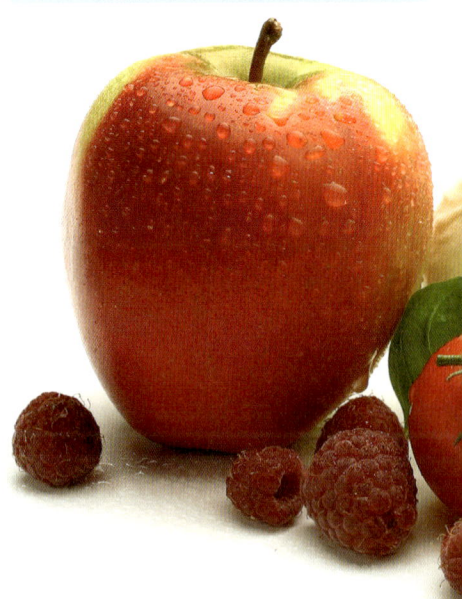

Mittagessen

Sauerkraut mit Kasseler sowie Birne Helene

Zutaten		
	g	**kcal**
1 1 Glas Möhrensaft	200 ml	67
Tabasco		
2 Kasseler	100	172
Sauerkraut	300	50
Weintrauben	80	57
Pellkartoffeln	100	70
Piment, Lorbeerblatt, Nelke, Salz, Pfeffer, flüssiger Süßstoff		
3 Milch (teilentrahmt)	75 ml	37
1 TL Weizenstärke	5	18
¹/₂ TL Kakao	3	10
¹/₂ Birne	65	34
1–2 TL Zitronensaft		
Zimt, flüssiger Süßstoff, Rumaroma, Vanillemark oder -aroma		
4 1 Flasche kalziumreiches Mineralwasser		

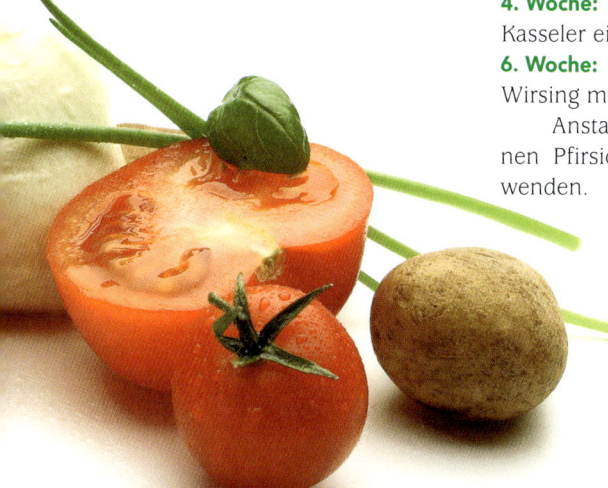

Zubereitung

1 Schmecken Sie den Möhrensaft ab und trinken Sie ihn.

2 Das Kasseler würfeln und im Topf mit dem Sauerkraut und den Weintrauben kochen. In ein kleines Stoffsäckchen oder Teeei ein Pimentkorn, 2 Nelken und ein Lorbeerblatt geben und mitkochen. Am Ende wieder entfernen. Die Kartoffeln als Pellkartoffeln garen und halbiert zum Sauerkraut geben. Mit Pfeffer und eventuell Salz sowie Süßstoff abschmecken.

3 Eine Birnenhälfte in Zitronen-Zimt-Wasser mit Süßstoff 2 Minuten dünsten. Die Milch mit dem Kakao zum Kochen bringen und mit Rumaroma und Vanillemark abschmecken. Stärke mit etwas Süßstoff in heißem Wasser verquirlen und damit die Kakaomilch andicken. Die Birne mit der Schokoladensoße übergießen.

4 Trinken Sie im Laufe des Nachmittags eine Flasche kalziumreiches Mineralwasser.

Varianten

4. Woche: Verwenden Sie anstelle von Kasseler ein Geflügelwürstchen.
6. Woche: Nehmen Sie statt Sauerkraut Wirsing mit Kasseler.

Anstatt Birne können Sie auch einen Pfirsich oder zwei Aprikosen verwenden.

Abendessen

Tomaten-Mozzarella-Salat sowie eine Papaya

Zutaten		
	g	kcal
1 Tomaten	250	44
Mozzarella	40	102
Magerquark	70	53
2 Schalotten	60	17
1–2 Knoblauchzehen	15	21
1 TL Olivenöl	5	44
Thymian, Rosmarin, Oregano, Basilikum, Balsamessig, flüssiger Süßstoff, schwarzer Pfeffer, Salz		
2 1 Papaya	200	26
3 2–3 Tassen schwarzer Tee mit Milch		
1 Flasche kalziumreiches Mineralwasser		

Zubereitung

1 Die Tomaten in Scheiben schneiden. Den Quark mit Mineralwasser glatt rühren, die Kräuter, Essig, Süßstoff und Gewürze dazugeben und gut durchpürieren. Danach Schalottenwürfel dazugeben. Die Tomatenscheiben marinieren und zum Schluss Mozzarellawürfel darübergeben.

2 Essen Sie die Papaya.

3 Trinken Sie zum Abendessen den Tee und im Laufe des Abends eine Flasche kalziumreiches Mineralwasser.

Varianten

4. Woche: Verwenden Sie anstelle von Tomaten Porree mit Schafskäse-Joghurt-Dressing.
6. Woche: Verwenden Sie anstelle von Tomaten Gurken mit Hüttenkäsedressing.

Anstatt Papaya können Sie auch Rhabarber oder Himbeeren essen.

Tipps & Hinweise

Mozzarella ist relativ fett, aber inzwischen gibt es auch schon fettreduzierte Sorten.

Nehmen Sie abends grundsätzlich möglichst wenig blutzuckersteigernde Kohlenhydrate in Form von größeren Brotmengen, Kartoffeln, Reis oder Nudeln auf. Andernfalls belasten Sie Ihren Insulinspiegel deutlich und verändern Ihren Hormonstatus, sodass Sie reichlich Hunger entwickeln und der nächtliche Fettgewebsabbau gehemmt wird.

Dieser Tag liefert:

1250 kcal
73 g Eiweiß
36 g Fett
142 g Kohlenhydrate
39 g Ballaststoffe

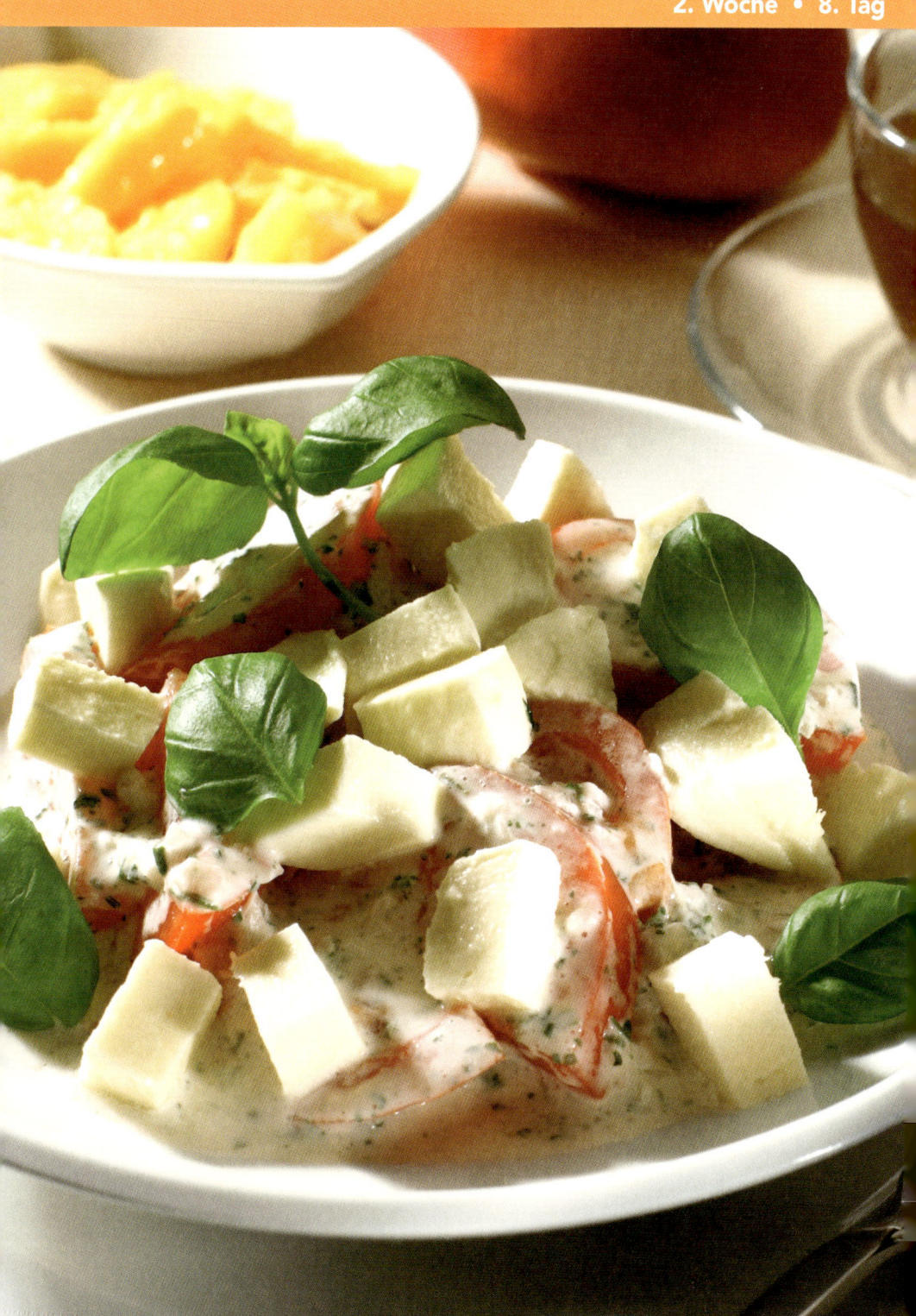

9. Tag

Frühstück

Vollkornbrötchen mit Kirschkonfitüre sowie Tomaten-Oliven-Quark

Zutaten		
	g	kcal
1 2 Vollkornbrötchen	100	222
Magerquark	100	75
2 EL kalorienreduzierte Kirschkonfitüre	25	17
1 EL Tomatenmark	20	15
2 EL grüne Oliven, gesäuert	20	29
Salz, Paprikapulver, Pfeffer		
flüssiger Süßstoff		
2 2–3 Tassen Kaffee mit Milch		
1 Flasche kalziumreiches Mineralwasser		

Zubereitung

1 Die Vollkornbrötchen toasten. Den Quark mit etwas Mineralwasser cremig rühren. Eine Hälfte mit Süßstoff und Konfitüre abschmecken, und die andere Hälfte mit Tomatenmark und fein geschnittenen Oliven verrühren und mit Paprikapulver, Pfeffer und etwas Salz abschmecken. Damit die Brötchenhälften bestreichen.

2 Trinken Sie zum Frühstück den Kaffee und im Laufe des Vormittags eine Flasche kalziumreiches Mineralwasser.

Varianten

4. Woche: Verwenden Sie anstelle der Kirschkonfitüre Johannisbeerkonfitüre.
6. Woche: Essen Sie statt Kirschkonfitüre Himbeerkonfitüre.

Den pikanten Quark können Sie auch mit Meerrettich, schwarzen Oliven und Petersilie oder Senf und Dill herstellen.

Tipps & Hinweise

Magerquark schmeckt fast wie Sahnequark, wenn Sie ihn mit einem Pürierstab und etwas kohlensäurereichem Mineralwasser kräftig pürieren.
Essen Sie langsam, dann werden Sie deutlich besser satt!

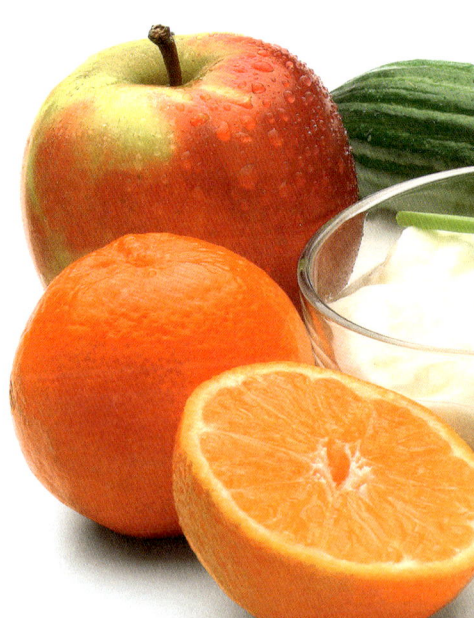

Mittagessen

Kartoffel-Hackfleisch-Pfanne mit Zucchini sowie Apfel-Mandarinen-Grütze

Zutaten		
	g	kcal
1 kleine Pellkartoffeln	200	140
Rinderhackfleisch	100	151
Zucchini	200	38
1 TL Öl	5	40
1 Zwiebel	60	17
1 EL Tomatenmark	20	15
Majoran, Thymian, Rosmarin, Salz, bunter Pfeffer, Paprikapulver		
2 2 Mandarinen	100	50
¹/₂ Apfel	65	34
Sago	10	35
Orangensaft	50 ml	22
1–2 TL Zitronensaft		
flüssiger Süßstoff, Zimt, Rumaroma		
3 1 Flasche kalziumreiches Mineralwasser		

Zubereitung

1 Garen und vierteln Sie die Pellkartoffeln. In einer Teflonpfanne Öl erhitzen und das mit Zwiebelwürfelchen, Kräutern und Tomatenmark vermischte Hackfleisch mit den mit Paprikapulver gewürzten Zucchinischeiben scharf anbraten und kräftig abschmecken, die Kartoffeln dazugeben.

2 Orangen- und Zitronensaft mit der dreifachen Menge Wasser mischen und den Sago darin kochen, bis die Sagokörnchen glasig sind. Jetzt Mandarinenspalten und Apfelstücke dazugeben und kochen, bis sie weich sind. Mit Süßstoff, Zimt und Rumaroma abschmecken.

3 Trinken Sie im Laufe des Nachmittags eine Flasche kalziumreiches Mineralwasser.

Varianten

4. Woche: Nehmen Sie anstelle von Zucchini Auberginen und Paprika und anstelle von Mandarinen und Äpfeln Himbeeren und Johannisbeeren.

6. Woche: Essen Sie anstelle von Zucchini Tomaten und Pilze und anstelle von Mandarinen und Äpfeln Kiwi und Weintrauben.

Abendessen

Gurkensalat mit gerösteten Pinienkernen sowie Himbeerquark

Zutaten		
	g	kcal
1 Gurke	300	37
Joghurt (entrahmt)	50	19
2 TL Pinienkerne	10	57
2 Schalotten	60	16
1 TL Öl	5	40
Sherryessig, flüssiger Süßstoff, Pfeffer, Salz, Dill		
2 Magerquark	150	113
Himbeeren	100	34
1–2 TL Zitronensaft		
flüssiger Süßstoff		
3 2–3 Tassen schwarzer Tee mit Milch		
1 Flasche kalziumreiches Mineralwasser		

Zubereitung

1 Die Gurke in dünne Scheiben schneiden. Die Schalotten fein in Ringe schneiden. Die Pinienkerne trocken in der Teflonpfanne anrösten. Die gehackten Kräuter mit Essig, Öl und den restlichen Zutaten zu einem Dressing vermischen, mit Süßstoff, Pfeffer und Salz abschmecken und über die Gurkenscheiben geben. Mit Dill dekorieren.

2 Den Quark mit etwas Mineralwasser und Zitronensaft cremig rühren, Himbeeren pürieren und mit dem Quark vermischen und mit Süßstoff abschmecken.

3 Trinken Sie zum Abendessen den Tee und im Laufe des Abends eine Flasche kalziumreiches Mineralwasser.

Varianten

4. Woche: Verwenden Sie anstelle von Gurke Cocktailtomaten.
6. Woche: Verwenden Sie statt Gurke Zucchini.

Anstatt Himbeeren können Sie Erdbeeren oder Brombeeren nehmen.

Tipps & Hinweise

Verwenden Sie während einer Reduktionskost ausreichend Salz, sonst verlieren Sie auf Dauer zu viel Flüssigkeit. Außerdem führt ein Salzmangel zu Kreislaufproblemen.
Nüsse und Samen liefern zwar reichlich gesunde Fettsäuren, fettlösliche Vitamine und gesundheitsförderliche sekundäre Pflanzenstoffe, sind aber besonders kalorienreich.

Dieser Tag liefert:

1250 kcal
93 g Eiweiß
27 g Fett
151 g Kohlenhydrate
31 g Ballaststoffe

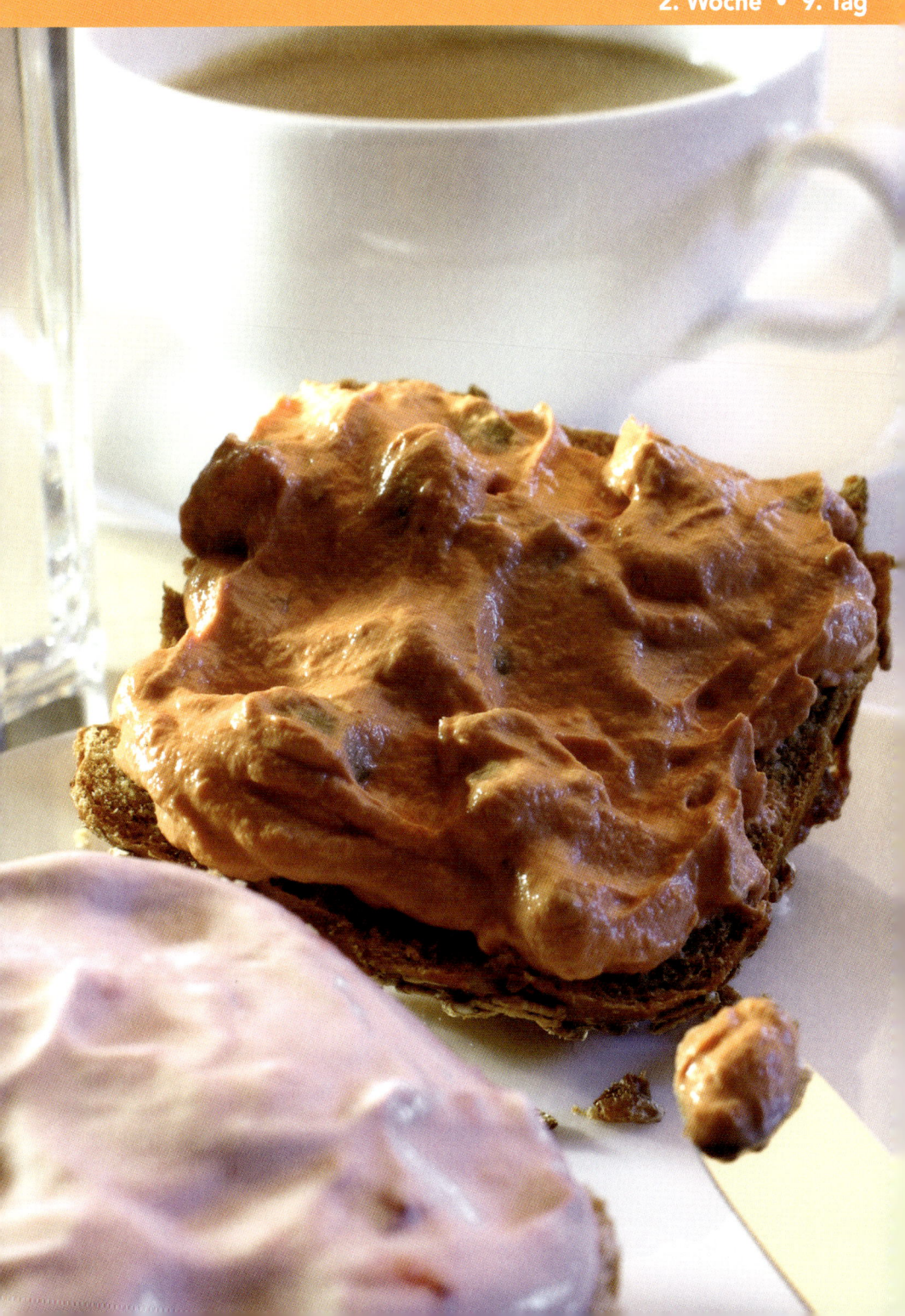

10. Tag

Frühstück

Bananen-Haferflocken mit Nüssen sowie Joghurt-Rettich-Drink

Zutaten		
	g	**kcal**
1 Haferflocken	40	140
1 Banane	75	71
1 EL geröstete Haselnüsse	7	44
1–2 Walnusskerne	10	65
Apfelsaft	75 ml	37
1–2 TL Zitronensaft		
Zimt, eventuell flüssiger Süßstoff		
2 Joghurt (entrahmt)	125	47
Rettich	50	7
1 TL Meerrettich (aus dem Glas)	10	4
3 2–3 Tassen Kaffee mit Milch		
1 Flasche kalziumreiches Mineralwasser		

Zubereitung

1 Die Banane in Scheiben schneiden, mit Zitronensaft beträufeln und mit den Haferflocken mischen. Die Nüsse in der Teflonpfanne trocken anrösten und darübergeben. Den Apfelsaft mit Zimt und eventuell Süßstoff abschmecken und darübergeben.

2 Joghurt mit Meerrettich und Rettich zu einem Drink verquirlen.

3 Trinken Sie zum Frühstück den Kaffee und im Laufe des Vormittags eine Flasche kalziumreiches Mineralwasser.

Varianten

4. Woche: Mixen Sie sich anstelle des Rettich-Joghurt-Drinks einen Tomaten-Kefir-Drink.
6. Woche: Bereiten Sie anstelle des Rettich-Joghurt-Drinks einen Gurke-Buttermilch-Shake zu.

Anstatt Bananen können Sie auch Pfirsiche, Aprikosen oder Pflaumen verwenden.

Tipps & Hinweise

Trinken Sie immer reichlich zwischen den Mahlzeiten. Damit können Sie auch eine gewisse Sättigung hervorrufen, insbesondere wenn Sie kohlensäurereiches Mineralwasser trinken.

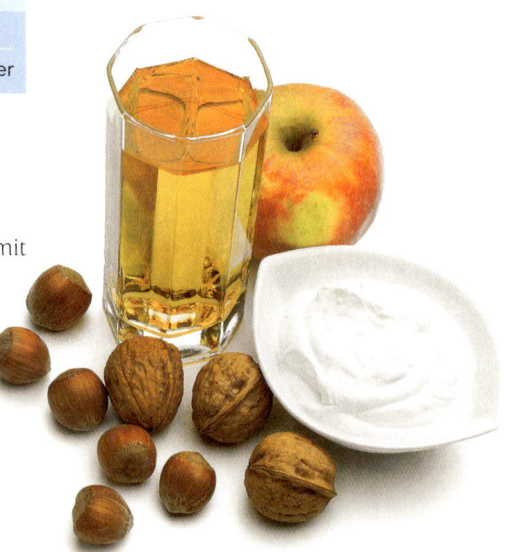

Mittagessen

Gemüsespaghetti sowie Apfel-Eierküchlein

Zutaten

		g	kcal
1	Spaghetti	50	174
	Tomaten	100	17
	Lauch (Porree)	100	23
	1 TL Olivenöl	3	26
	1 EL Tomatenmark	20	15
	Salz, bunter Pfeffer, Oregano, Thymian, Rosmarin, Paprika		
2	1 Hühnerei	50	77
	1 gestrichener Löffel Weizenvollkornmehl	10	31
	2 EL Milch (entrahmt)	30 ml	11
	1/2 Apfel	65	34
	1 TL Öl	5	40
	1/2 TL Backpulver		
	1 EL Zitronensaft		
	flüssiger Süßstoff, Zimt, Bittermandelaroma		
3	1 Flasche kalziumreiches Mineralwasser		

Zubereitung

1 Die Spaghetti in Salzwasser al dente garen. In einer Teflonpfanne in wenig Öl Lauchringe mit Tomatenmark kräftig anbraten, Spaghetti und Tomatenscheiben dazugeben und mit Kräutern und Gewürzen abschmecken.

2 Ein Ei mit Weizenvollkornmehl und Milch vermischen und mit Süßstoff und Bittermandelaroma abschmecken. Backpulver in den Teig geben. Die Apfelstücke mit Zimt bestäuben und mit Zitronensaft beträufeln. Alles vermischen und von beiden Seiten 2 Minuten in einer Teflonpfanne braten.

3 Trinken Sie im Laufe des Nachmittags eine Flasche kalziumreiches Mineralwasser.

Variante

4. Woche: Essen Sie statt Tomaten und Porree Möhren und Kohlrabi.
6. Woche: Verwenden Sie anstelle von Tomaten und Porree chinesische Pilze und Sprossen.

Alle Gemüsesorten sind gut geeignet für dieses schmackhafte, einfache und preiswerte Gericht.

Tipps & Hinweise

Wenn Sie morgens oder abends mal ein Hühnerei essen möchten, ist das kein Problem. Sie müssen dann nur Käse oder Wurst weglassen. Oftmals werden Hühnereier zusätzlich gegessen, und das fördert natürlich die Gewichtszunahme. Bei einer Reduktionskost macht jedes Schummeln das Ergebnis fraglich. Halten Sie sich möglichst genau an die Rezepte.

Verwenden Sie für Kuchen grundsätzlich Vollkornmehl, das deutlich mehr sättigende und cholesterinspiegelsenkende Ballaststoffe enthält. Außerdem hat Vollkornmehl einen niedrigeren Glyx als Weißmehl.

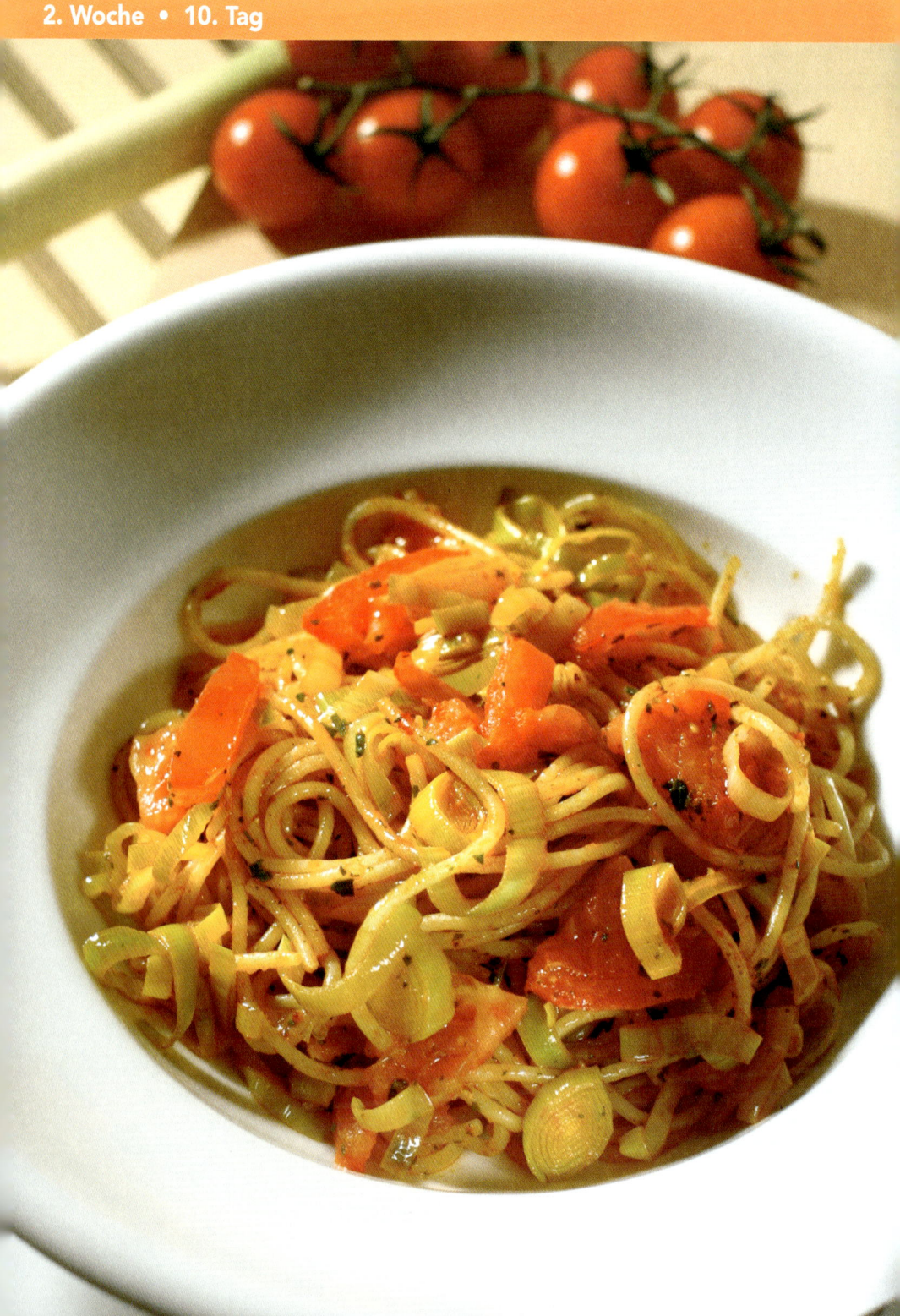

Abendessen

Rettichsalat sowie Walnuss-Hüttenkäse

Zutaten

		g	kcal
1	Rettich	250	34
	Magerquark	55	41
	1 TL Öl	5	40
	Petersilie, Salz, weißer Pfeffer, Sherryessig, flüssiger Süßstoff		
2	Hüttenkäse (Magerstufe)	150	122
	Walnusskerne	20	131
	1–2 TL Zitronensaft		
	flüssiger Süßstoff, Vanillemark oder -aroma, Rumaroma		
3	2–3 Tassen schwarzer Tee mit Milch		
	1 Flasche kalziumreiches Mineralwasser		

Zubereitung

1 Den Rettich in dünne Scheiben schneiden und salzen. Aus Quark, Mineralwasser, Öl, Essig, Salz, Pfeffer, Kräutern und etwas Süßstoff ein Dressing herstellen und über den Rettich geben.

2 Den Hüttenkäse mit gehackten und trocken angerösteten Walnusskernen vermischen und mit Zitronensaft, Süßstoff, Vanillemark und Rumaroma abschmecken.

3 Trinken Sie während des Abendessens den Tee und im Laufe des Abends eine Flasche kalziumreiches Mineralwasser.

Variante

4. Woche: Verwenden Sie statt Rettich Spitzkohl mit etwas Kümmel.
6. Woche: Nehmen Sie anstelle des Rettichs Sauerkraut.

Tipps & Hinweise

Rettich gehört zu den Gemüsesorten, die besonders fest sind. Das führt zu einer lang anhaltenden Sättigung, da Kauen satt macht.

Essen Sie in jeder Mahlzeit reichlich Ballaststoffe. Die auch im Voluminizer enthaltenen natürlichen Ballaststoffe sind in der Lage, im Dünndarm Gallensäure zu binden. Das senkt den Cholesterinspiegel.

Dieser Tag liefert:

1250 kcal
69 g Eiweiß
46 g Fett
157 g Kohlenhydrate
26 g Ballaststoffe

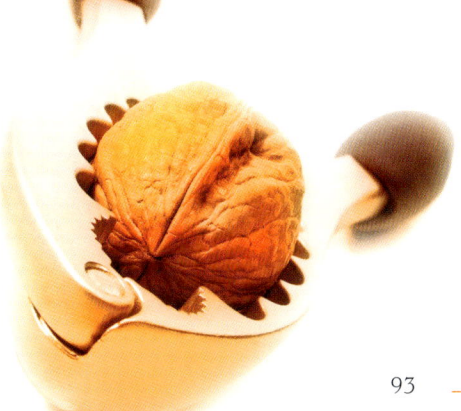

11. Tag

Frühstück

Leinsamenvollkornbrot mit Gorgonzola sowie eine Grapefruit

Zutaten			
		g	kcal
1	1 Scheibe Leinsamen-vollkornbrot	50	102
	¹/₂ TL Halbfettmargarine	3	11
	Gorgonzola	30	107
2	1 Grapefruit	150	75
3	2–3 Tassen Kaffee mit Milch		
	1 Flasche kalziumreiches Mineralwasser		

Zubereitung

1 Das Brot toasten und mit wenig Halbfettmargarine bestreichen, den Gorgonzola darüberstreichen.

2 Die Grapefruit durchschneiden und auslöffeln. Bei Bedarf mit flüssigem Süßstoff süßen.

3 Trinken Sie den Kaffee zum Frühstück und im Laufe des Vormittags eine Flasche kalziumreiches Mineralwasser.

Variante

Anstatt Grapefruit können Sie auch eine Banane oder zwei Kiwis essen.

Tipps & Hinweise

Halbfettmargarine hat nur halb so viele Kalorien wie Butter oder Margarine. Sie ist aber aufgrund des hohen Wassergehaltes nicht zum Braten und Backen geeignet.

Obst besteht zu mindestens 80 Prozent aus Wasser, enthält reichlich Ballaststoffe und wenig leicht verwertbare Kohlenhydrate. Das macht Obst zum idealen „Schlankfood".

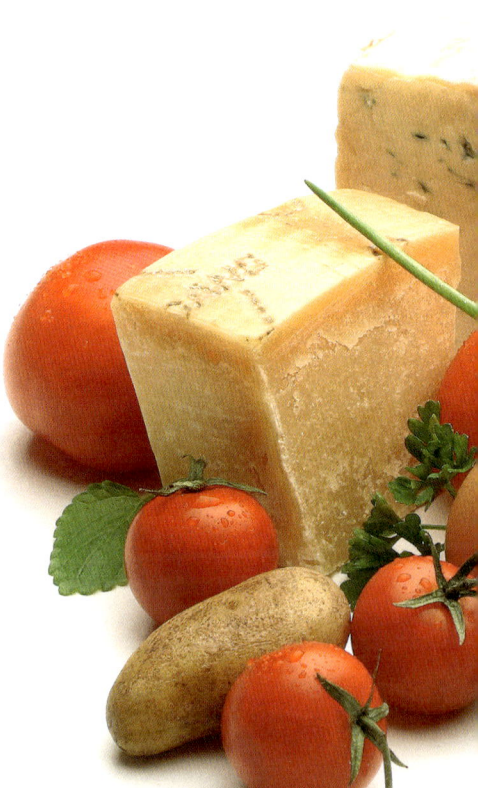

Mittagessen

Senfeier mit Pell-kartoffeln und Kopfsalat mit Mandarinen

Zutaten		
	g	**kcal**
1 2 Hühnereier	100	154
kleine Pellkartoffeln	200	140
2 EL Senf	30	26
1 EL Frischkäse (Rahmstufe)	20	56
1–2 TL Zitronensaft		
1 TL Gemüsebrühe		
Süßstoff, Salz, Pfeffer, Dill und Petersilie		
2 Kopfsalat	100	12
Joghurt (entrahmt)	50	19
Mandarinen	120	60
1–2 TL Zitronensaft		
flüssiger Süßstoff		
3 1 Flasche kalziumreiches Mineralwasser		

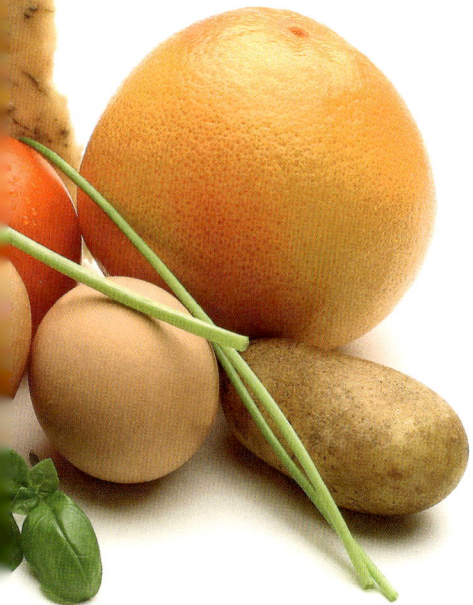

Zubereitung

1 Die Eier in gesalzenem Wasser hart kochen, abschrecken und pellen. In einem Topf Senf mit etwas Zitronensaft, Wasser und Frischkäse glatt rühren, erhitzen und mit Süßstoff, Salz, Pfeffer abschmecken, mit etwas kräftiger Brühe ablöschen und Kräuter dazugeben. Die Eier kurz darin erhitzen.

2 Den Kopfsalat in mundgerechte Stücke teilen. Aus Zitronensaft, Süßstoff und Joghurt ein Dressing herstellen, über den Kopfsalat geben, Mandarinenspalten darunter mischen.

3 Trinken Sie im Laufe des Nachmittags eine Flasche kalziumreiches Mineralwasser.

Varianten

4. Woche: Verwenden Sie anstelle von Senf Meerrettichsoße.
6. Woche: Bereiten Sie anstelle von Senf eine Tomatensoße zu den Eiern zu.

Anstatt Kopfsalat können Sie auch Eisbergsalat verwenden, und statt Mandarinen eignen sich gut Orangenfilets oder Grapefruitfilets.

Tipps & Hinweise

Meiden Sie Mandarinen aus der Dose, da diese oftmals reichlich Zucker im Dosenwasser enthalten. Greifen Sie lieber zu eingekochtem Obst, das keinen Zucker enthält (Süßstoff gesüßt oder Dunstfrüchte).

Abendessen

Mediterrane Tomaten-suppe mit Parmesan und Würstchen sowie eine Banane

Zutaten		
	g	kcal
1 Tomaten	300	52
1 rote Zwiebel	60	17
1 TL Gemüsebrühe		
Schnittlauch, Basilikum, Oregano, Thymian und Rosmarin		
1–2 Knoblauchzehen	15	21
1/2 TL Öl	3	24
2 EL geriebener Parmesan	10	44
1 Geflügelwürstchen	100	174
2 1 Banane	130	124
3 2–3 Tassen schwarzer Tee mit Milch		
1 Flasche kalziumreiches Mineralwasser		

Zubereitung

1 Braten Sie eine geviertelte rote Zwiebel und gehackte Knoblauchzehen in einem mit wenig Öl ausgestrichenen Topf kräftig an. Geben Sie Tomatenscheiben dazu. Gießen Sie alles mit 250 ml Gemüsebrühe auf. Würzen Sie kräftig und geben Sie die Würstchenscheiben dazu. Kurz vor dem Servieren geriebenen Parmesan dazugeben und umrühren.

2 Essen Sie die Banane.

3 Trinken Sie zum Abendessen den Tee und im Laufe des Abends eine Flasche kalziumreiches Mineralwasser.

Varianten

4. Woche: Verwenden Sie anstelle des Würstchens Hackfleischbällchen.
6. Woche: Nehmen Sie anstelle der Tomaten Möhrchen.
     Anstatt Banane können Sie auch Ananas oder Mango essen.

Tipps & Hinweise

Kräuter enthalten reichlich Vitamine, Mineralstoffe und sekundäre Pflanzenstoffe. Geben Sie diese grundsätzlich immer erst kurz vor dem Essen zu den Speisen und kochen Sie sie nicht lange mit.

Verwenden Sie grundsätzlich Öle mit wenig gesättigten Fettsäuren. Diese fördern die Insulinresistenz, sodass Ihr Körper mehr vom Dickmacherhormon Insulin produziert. Das macht Hunger und hemmt die Fettverbrennung. Mit Rapsöl können Sie das vermeiden.

Dieser Tag liefert:

1250 kcal
  68 g Eiweiß
  48 g Fett
  127 g Kohlenhydrate
  21 g Ballaststoffe

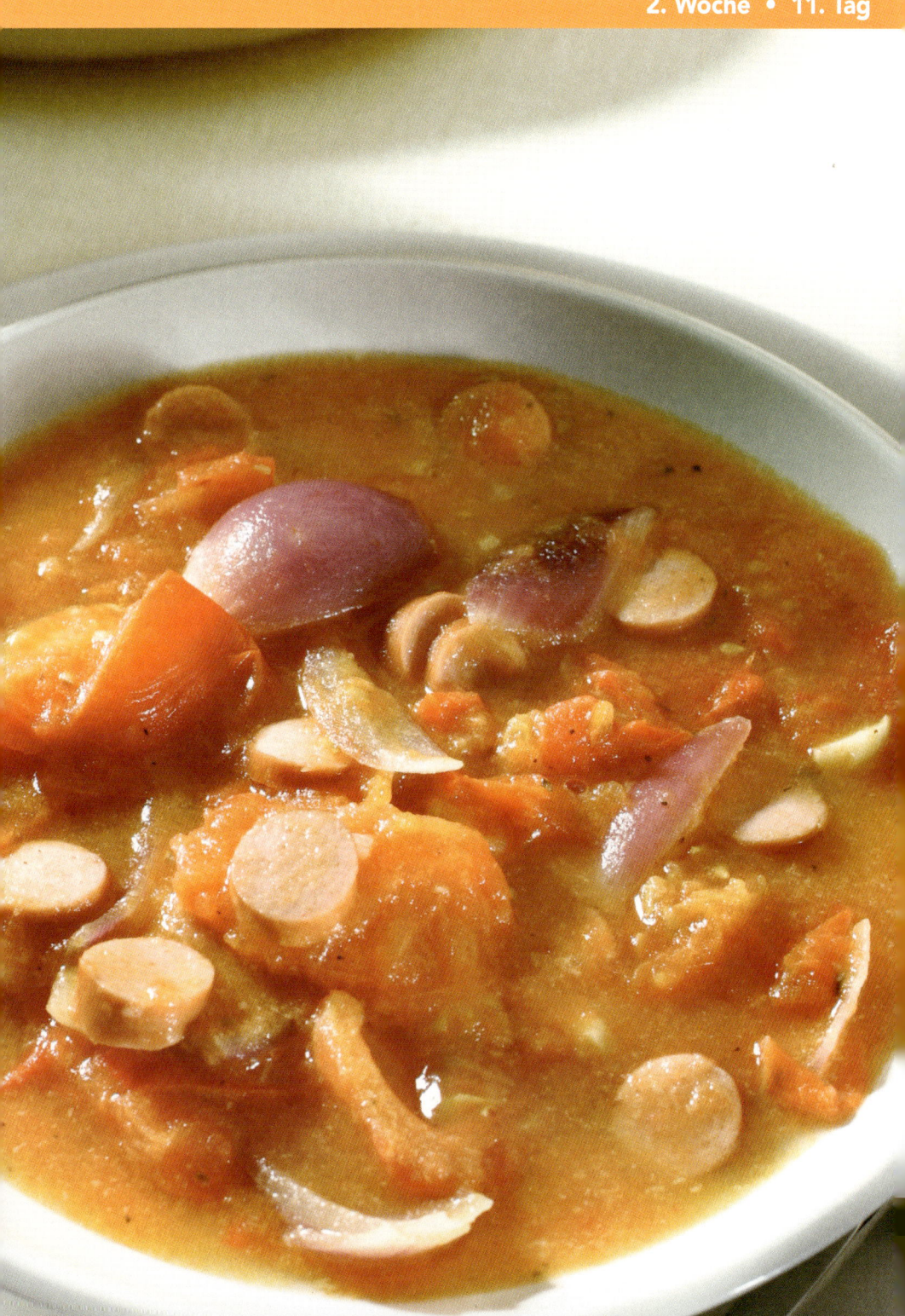

12. Tag

Haferflocken-Obstsalat mit Orangen-Quark-Soße sowie Möhrensaft

Zutaten		
	g	kcal
1 Haferflocken	50	174
Weintrauben	50	35
Apfel	50	26
Mandarine	50	25
Zimt		
Magerquark	65	49
Orangensaft	65 ml	29
1–2 TL Zitronensaft		
flüssiger Süßstoff		
2 Möhrensaft	200 ml	43
Tabasco, Petersilie, Salz		
3 2–3 Tassen Kaffee mit Milch		
1 Flasche kalziumreiches Mineralwasser		

Zubereitung

1 Den Magerquark mit etwas Mineralwasser cremig rühren und dann Orangensaft dazugeben, mit Süßstoff abschmecken. Haferflocken mit dem Saft mischen. Das Obst waschen und in mundgerechte Stücke schneiden und unter die Mischung heben.

2 Den Möhrensaft mit gehackter Petersilie, Tabasco sowie etwas Salz pürieren.

3 Trinken Sie zum Frühstück den Kaffee und im Laufe des Vormittags eine Flasche kalziumreiches Mineralwasser.

Varianten

4. Woche: Verwenden Sie anstelle von Apfel, Mandarinen und Weintrauben Birne, Kiwi und Erdbeeren.
6. Woche: Essen Sie statt Apfel, Mandarinen und Weintrauben Banane, Himbeeren und Orange.

Tipps & Hinweise

Besonders hochwertig sind natürlich frisch gepresste Säfte. Aber auch zuckerfreie Produkte aus der Flasche oder dem Tetrapak sind gut.

Viele Frühstückscerealien enthalten reichlich Zucker, und das lockt zu viel Insulin aus der Bauchspeicheldrüse. Achten Sie bei Müsliflocken & Co. immer auf den Zuckergehalt.

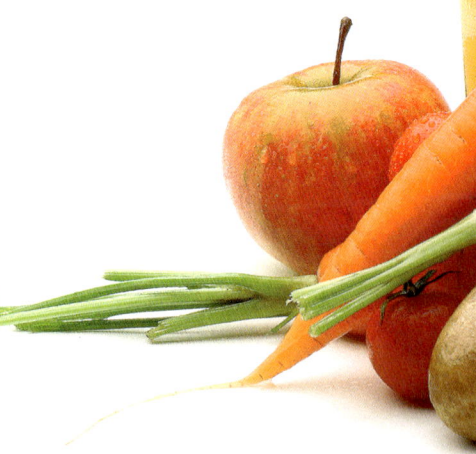

Mittagessen

Kartoffelauflauf sowie Ananasquark

Zutaten

	g	kcal
1 Pellkartoffeln	150	105
Kohlrabi	150	37
Tomaten	175	30
1/2 TL Öl	3	24
1 EL Tomatenmark	20	15
1 Hühnerei	50	77
1–2 EL Milch (entrahmt)	20 ml	7
2 EL geriebener Parmesan	10	44
Salz, Pfeffer, Muskatnuss, Oregano, Majoran, Basilikum und Paprika		
2 Ananas (Konserve abgetropft)	100	87
Magerquark	100	75
1 gestrichener EL Kokosraspeln	7	43
Mineralwasser, flüssiger Süßstoff		
3 1 Flasche kalziumreiches Mineralwasser		

Zubereitung

1 Die Pellkartoffeln kochen und in Scheiben schneiden. Eine feuerfeste Auflaufform mit einem geölten Pinsel ausstreichen. Zuerst eine Schicht Kartoffelscheiben mit Salz, Pfeffer, Majoran und frisch geriebener Muskatnuss, dann eine Schicht Tomatenscheiben mit Salz, Oregano und Basilikum, schließlich eine Schicht Kohlrabischeiben mit Salz, Pfeffer und Paprika bestreuen. Das Tomatenmark mit Milch, Ei und Parmesankäse vermischen und über den Auflauf geben. Im auf 180 °C vorgeheizten Backofen abgedeckt 30 Minuten backen. Dann für einige Minuten unabgedeckt grillen.

2 Den Quark mit Mineralwasser glatt rühren. Die Kokosraspeln trocken in der Teflonpfanne anrösten. Die Ananas in mundgerechte Stücke teilen. Die Quarksoße über die Ananas geben und mit Kokosraspeln dekorieren.

3 Trinken Sie im Laufe des Nachmittags eine Flasche kalziumreiches Mineralwasser.

Varianten

4. Woche: Verwenden Sie anstelle der Kartoffeln Spaghetti al dente oder Vollkornnudeln.

6. Woche: Essen Sie statt Kartoffeln Basmati- oder Vollkornreis.

Abendessen

Rotkohl-Apfel-Salat sowie Knäckebrot mit Tzaziki

Zutaten		g	kcal
1	Rotkohl	200	35
	1 Apfel	130	67
	1 TL Öl	5	40
	1–2 TL Zitronensaft		
	flüssiger Süßstoff, Zimt, Salz		
2	1 Scheibe Knäckebrot	10	36
	Magerquark	100	75
	Gurke	100	12
	$^1/_2$ Zwiebel	30	8
	Mineralwasser, Pfeffer, Essig, Süßstoff, Paprika, Salz, Knoblaucharoma		
3	2–3 Tassen schwarzer Tee mit Milch		
	1 Flasche kalziumreiches Mineralwasser		

Zubereitung

1 Den Apfel und den Rotkohl raffeln. Das Öl mit dem Zitronensaft, Zimt, wenig Salz sowie Süßstoff vermischen und über den Salat geben.

2 Den Quark mit Mineralwasser glatt rühren. Die Gurke fein raffeln und mit dem Quark mischen. Die Mischung kräftig abschmecken. Wenig Essig und Süßstoff dazugeben. Das Knäckebrot damit bestreichen.

3 Trinken Sie den Tee zum Abendessen und im Laufe des Abends eine Flasche kalziumreiches Mineralwasser.

Varianten

4. Woche: Nehmen Sie statt Rotkohl Staudensellerie (gekocht) oder eine Mischung aus Kohlrabi und geraspelte Möhren.
6. Woche: Verwenden Sie anstelle von Gurke geraspelte Möhren mit Meerrettich oder Tomatenstücke mit Basilikumblättern.

Tipps & Hinweise

Ob Sie um 18.00 Uhr oder um 19.00 Uhr Abendbrot essen, ist gleichgültig. Durch Essen am Abend nehmen Sie sicher nicht zu, wenn Sie nicht zu viele Kalorien aufnehmen.

Achten Sie aber darauf, dass Sie Ihre Mahlzeiten geregelt und in Ruhe zu sich nehmen. Wichtig ist es, dass mindestens vier bis fünf Stunden zwischen den Mahlzeiten liegen. Dann geht der Insulinspiegel zurück und macht eine Fettverbrennung möglich.

Dieser Tag liefert:

1250 kcal
72 g Eiweiß
26 g Fett
274 g Kohlenhydrate
29 g Ballaststoffe

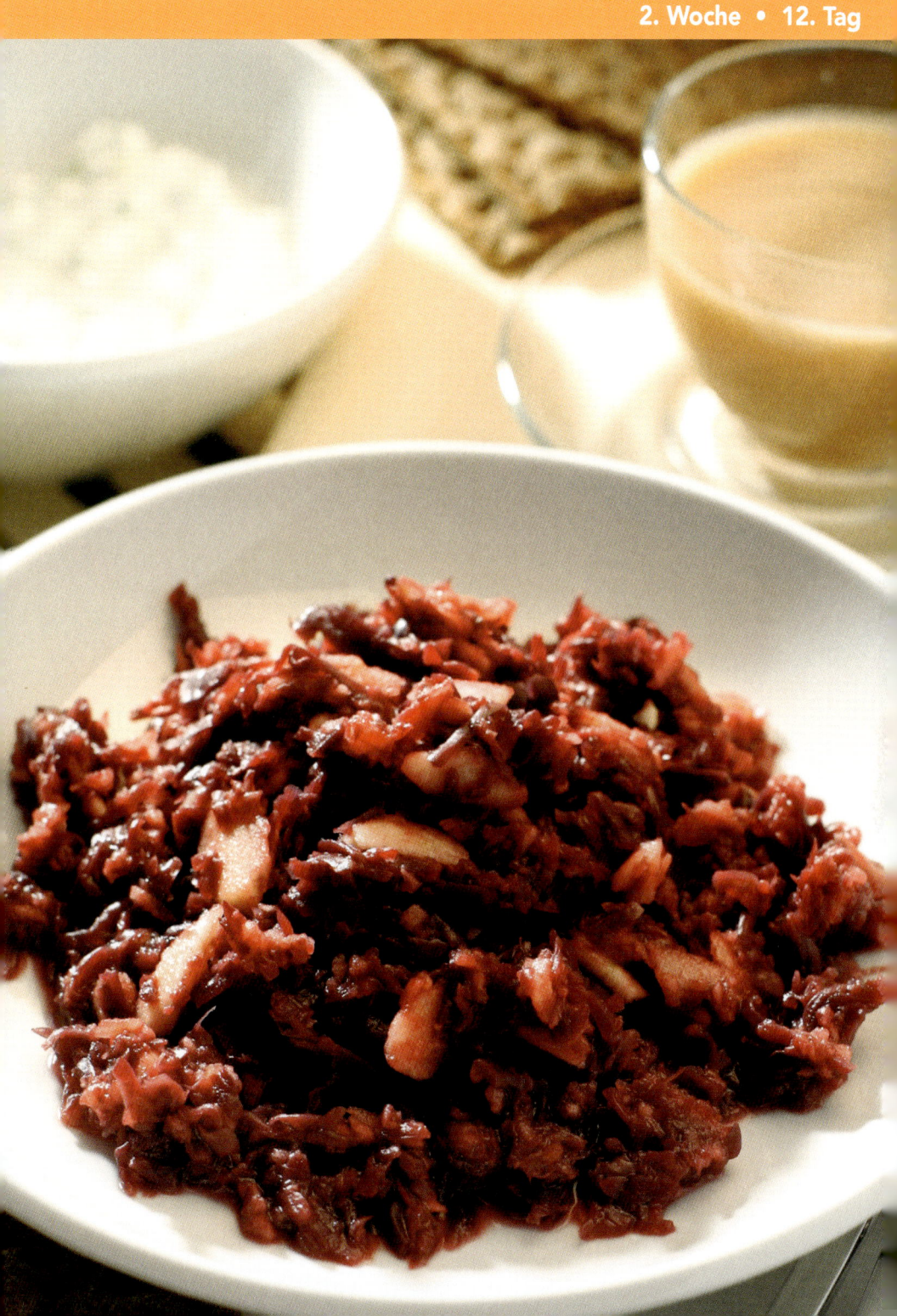

13. Tag

3 Trinken Sie zum Frühstück den Kaffee und im Laufe des Vormittags eine Flasche kalziumreiches Mineralwasser.

Frühstück

Brötchen mit Lachs und Pfirsichkonfitüre sowie ein Apfel

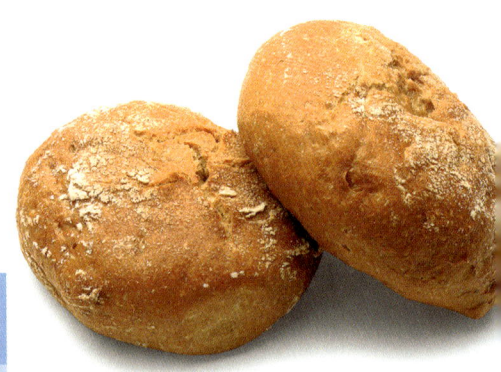

Zutaten

		g	kcal
1	2 Vollkornbrötchen	100	222
	1 TL Halbfettmargarine	5	18
	1 Scheibe geräucherter Lachs	30	41
	2 EL kalorienreduzierte Pfirsichkonfitüre	25	17
	1 EL geriebener Meerrettich		
	Dill, Petersilie		
2	1 Apfel	130	67
3	2–3 Tassen Kaffee mit Milch		
	1 Flasche kalziumreiches Mineralwasser		

Varianten

4. Woche: Verwenden Sie anstelle von Lachs Makrele.
6. Woche: Essen Sie statt Lachs geräucherte Forelle.

Zubereitung

1 Die Brötchen toasten und aufschneiden. Ganz dünn mit Margarine bestreichen, mit geraffeltem Meerrettich bestreuen und gehackte Kräuter darübergeben, den Lachs daraufgeben und das Brötchen dann zusammenklappen. Das andere mit Pfirsichkonfitüre bestreichen.

2 Essen Sie den Apfel.

Tipps & Hinweise

Essen Sie grundsätzlich keine Zwischenmahlzeiten, denn kleine Snacks summieren sich zu einer gewaltigen Kalorienmenge.

Sie können reichlich Kalorien sparen, wenn Sie „Klappstullen" bevorzugen – also eine Scheibe Wurst oder Käse, aber zwei Scheiben Brot wählen.

Mittagessen

Linsensuppe mit Kasseler sowie Weintrauben

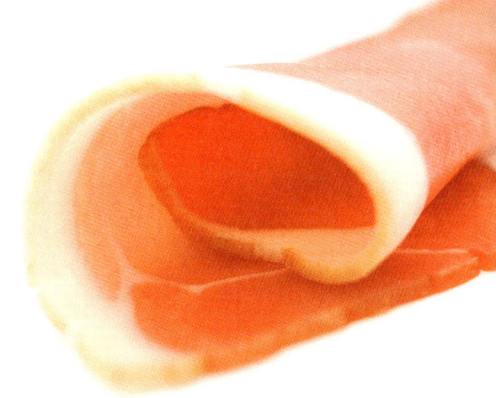

Zutaten

		g	kcal
1	Linsen (Konserve abgetropft)	300	84
	Kasseler	100	172
	eifreie Nudeln	25	87
	½ Zwiebel	30	8
	1 Scheibe roher geräucherter Schinken	10	12
	1 TL Gemüsebrühe		
	Majoran, Salz, Sherryessig nach Geschmack, Süßstoff nach Geschmack, Pfeffer		
2	Weintrauben	120	85
3	1 Flasche kalziumreiches Mineralwasser		

Zubereitung

1 Linsen aus der Dose abtropfen lassen. Den rohen Schinken fein schneiden und in einem Topf erhitzen, die fein gewürfelte Zwiebel dazugeben und leicht bräunen. Mit 250 ml Gemüsebrühe aufgießen und zusammen mit den Linsen zum Kochen bringen. In Salzwasser Nudeln bissfest garen und zu den Linsen geben. Kasseler in Würfel schneiden und einige Minuten mitkochen. Gut abschmecken.

2 Essen Sie die Weintrauben.

3 Trinken Sie im Laufe des Nachmittags eine Flasche kalziumreiches Mineralwasser.

Varianten

4. Woche: Essen Sie anstelle der Linsen und des Kasslers Kidneybohnen und Rindergehacktes.

6. Woche: Verwenden Sie anstelle der Linsen und des Kasslers weiße Bohnen und eine Geflügelwurst.

Tipps & Hinweise

Flüssiger Süßstoff eignet sich besonders gut zum Süßen von Dessert, Kuchenteigen oder Suppen. Süßstofftabletten können Sie für heiße Getränke verwenden.

Linsen haben einen extrem niedrigen Glyx. Sie sättigen hervorragend und locken kaum Insulin aus der Bauchspeicheldrüse. Mit allen Hülsenfrüchten entkommen Sie der Insulinfalle und sind gut gesättigt.

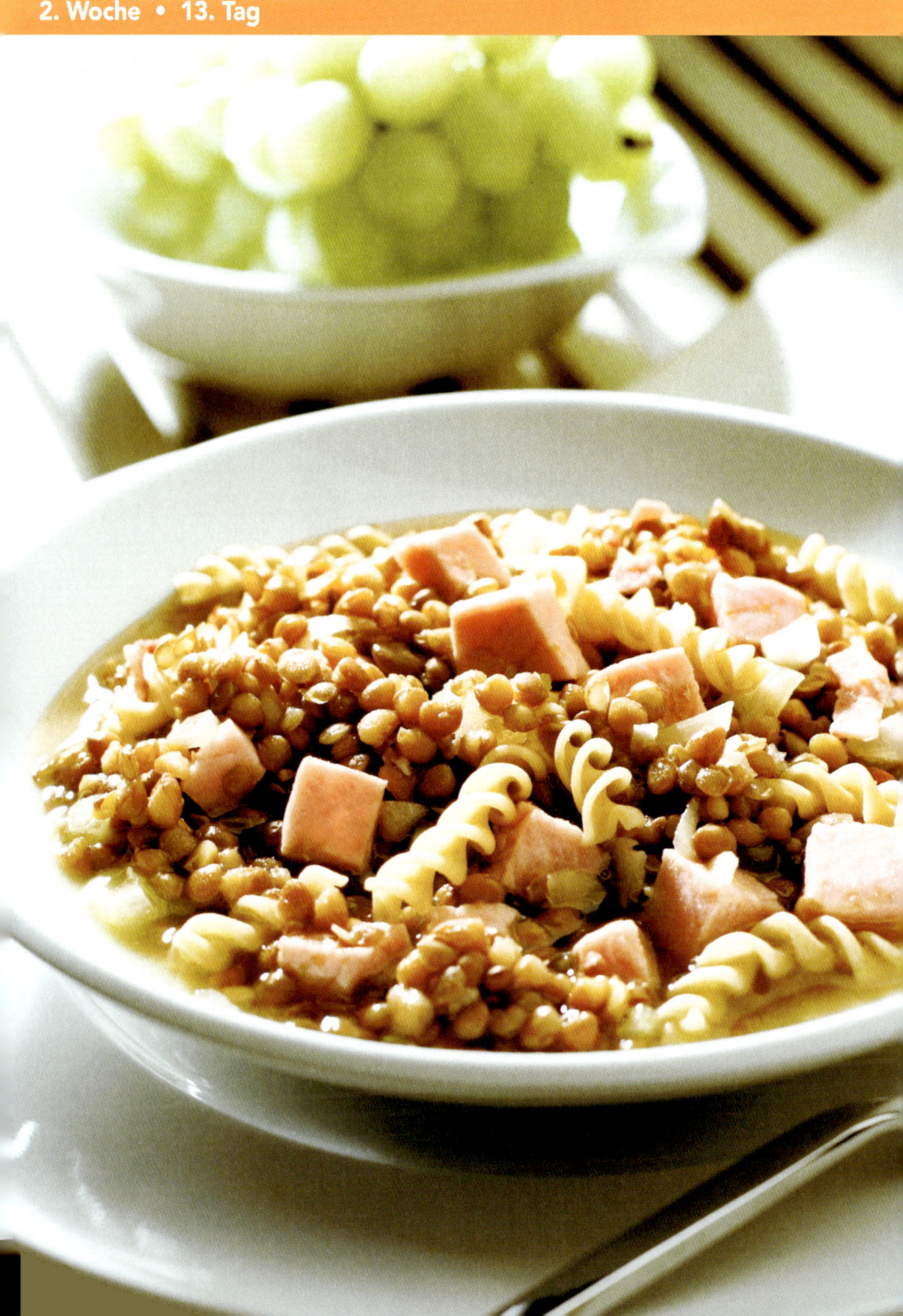

Abendessen

Krautsalat
mit Schinken sowie
Apfel-Möhren-Rohkost

Zutaten		
	g	kcal
1 Weißkohl	250	62
2 Scheiben gekochter Schinken	50	56
1 Scheibe Knäckebrot	20	72
Joghurt (entrahmt)	150	57
1 TL Öl	5	40
Petersilie, Sherryessig, flüssiger Süßstoff, Salz, Pfeffer, Paprika		
2 Möhren	100	26
Apfel	100	52
1 TL Öl	5	40
1–2 TL Zitronensaft		
flüssiger Süßstoff, Zimt		
3 2–3 Tassen schwarzer Tee mit Milch		
1 Flasche kalziumreiches Mineralwasser		

Zubereitung

1 Den Weißkohl fein raffeln und stampfen. Aus Joghurt, Öl, gehackter Petersilie, Essig, Süßstoff, Salz, Pfeffer und Paprika ein Dressing herstellen, gut mit dem Weißkohl vermischen und Schinkenwürfel untermischen. Salat mit dem Knäckebrot essen.

2 Die Möhren reiben, den Apfel raffeln und beides mit Zitronensaft gut vermischen, mit Süßstoff und Zimt süß-sauer abschmecken.

3 Trinken Sie zum Abendessen den Tee und im Laufe des Abends eine Flasche kalziumreiches Mineralwasser.

Varianten

4. Woche: Verwenden Sie statt des Krautes Spitzkohl mit etwas Kümmel.
6. Woche: Nehmen Sie anstelle des Krautes Sauerkraut. Verwenden Sie anstelle des Apfels eine Orange.

Tipps & Hinweise

Wählen Sie möglichst ballaststoffreiche Knäckebrotsorten aus.
Halten Sie sich bei den Mahlzeiten immer an eine bestimmte Reihenfolge: Essen Sie die ballaststoffreichen Lebensmittel immer zuerst, also Salat, Rohkost oder Gemüse vorweg, da Sie diese reichlich kauen müssen. Das macht satt.

Dieser Tag liefert:

1250 kcal
68 g Eiweiß
33 g Fett
167 g Kohlenhydrate
31 g Ballaststoffe

14. Tag

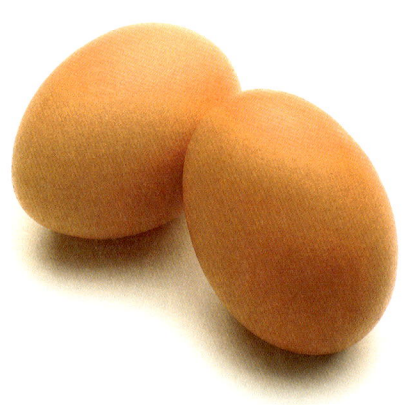

Vollkornbrötchen mit Ei und Pflaumenmus sowie eine Orange

Zutaten		g	kcal
1	2 Vollkornbrötchen	100	222
	1 Hühnerei	50	77
	Salz, Senf nach Geschmack		
	2 EL Pflaumenmus	25	49
	Zimt		
2	1 Orange	130	61
3	2–3 Tassen Kaffee mit Milch		
	1 Flasche kalziumreiches Mineralwasser		

Varianten

4. Woche: Verwenden Sie anstelle von Pflaumenmus Erdbeerkonfitüre und anstelle des Hühnereis Kräuterfrischkäse.
6. Woche: Verwenden Sie anstelle von Pflaumenmus Orangenmarmelade und anstelle des Hühnereis Briekäse.

Zubereitung

1 Die Brötchen toasten und aufschneiden. Eines mit Eischeiben belegen und nach Geschmack mit Salz und/oder Senf würzen. Das zweite mit Pflaumenmus bestreichen und nach Belieben mit Zimt bestreuen.

2 Essen Sie die Orange.

3 Trinken Sie zum Frühstück den Kaffee und im Laufe des Vormittags eine Flasche kalziumreiches Mineralwasser.

Tipps & Hinweise

Die Sättigung ist abhängig vom Volumen einer Mahlzeit, von der Essgeschwindigkeit und dem Kauen sowie dem Eiweiß- und Ballaststoffgehalt. Trinken Sie zu Beginn des Frühstücks eine Tasse Kaffee, essen Sie danach eine Hälfte der Orange, danach die Vollkornbrötchen und am Ende wieder eine Orangenhälfte. So müssen Sie reichlich kauen und das Frühstück dauert mindestens 20 Minuten. So lange benötigt der Magen, um Sättigung zu signalisieren.

Mittagessen

Kartoffelsuppe mit Krabben und Tomatensaft sowie Apfel-Zimt-Kompott mit Zitronen-Eischnee-Klößchen

Zutaten		
	g	kcal
1 Salzkartoffeln	200	138
Möhren	100	26
Krabben (Shrimps)	100	93
1 gehäufter EL Frischkäse (Rahmstufe)	30	84
Dill, Petersilie, Majoran, Salz, Pfeffer, Muskatnuss		
1 TL Gemüsebrühe		
2 Apfel	130	67
1 Hühnereieiweiß	38	19
1/2 Zimtstange, 1 Nelke, 1/2 Vanilleschote, Zitronensaft, etwas Zitronenschale, flüssiger Süßstoff, Zimt		
3 1 Glas Tomatensaft	200 ml	29
Tabasco oder andere scharfe Gewürze		
1 Flasche kalziumreiches Mineralwasser		

Zubereitung

1 Die Kartoffeln und Möhren kochen, abkühlen und mit 250 ml Gemüsebrühe zu einer sämigen Suppe pürieren. Die Suppe aufkochen, die Krabben, gehackten Kräuter und die Gewürze dazugeben und Frischkäse unterrühren. Mit frisch geriebener Muskatnuss und Salz würzen.

2 Das Kerngehäuse aus dem Apfel ausstechen und den Apfel in Scheiben schneiden. In Zitronenwasser mit Zimtstange, Nelke und Vanilleschote bissfest einige Minuten garen. Die Apfelscheiben herausnehmen. Eiweiß steif schlagen und Zitronensaft, abgeriebene Zitronenschale sowie Süßstoff und Zimt dazugeben. Das Apfelgarwasser mit einer Tasse Wasser aufgießen und zum Kochen bringen. Mit einem Teelöffel kleine Nocken vom gewürzten Eischnee abstechen und in das kochende Wasser geben und regelmäßig drehen, bis der Eischnee stockt, mit Zimt bestreuen und zusammen mit den Apfelscheiben erneut kurz erhitzen und heiß servieren.

3 Würzen und trinken Sie den Tomatensaft. Trinken Sie im Laufe des Nachmittags eine Flasche kalziumreiches Mineralwasser.

Varianten

4. Woche: Verwenden Sie anstelle von Krabben und Frischkäse gekochten Schinken und saure Sahne.
6. Woche: Nehmen Sie statt Krabben und Frischkäse Geflügelwürstchen, Senf und Schmant.

Tipps & Hinweise

Krabben sind eiweißreich, aber fettarm. Außerdem enthalten sie schilddrüsengesundes Jod. Jod ist für die Produktion der Schilddrüsenhormone wichtig, und bei einer mangelhaften Schilddrüsenhormonproduktion kommt es leicht zu Übergewicht.

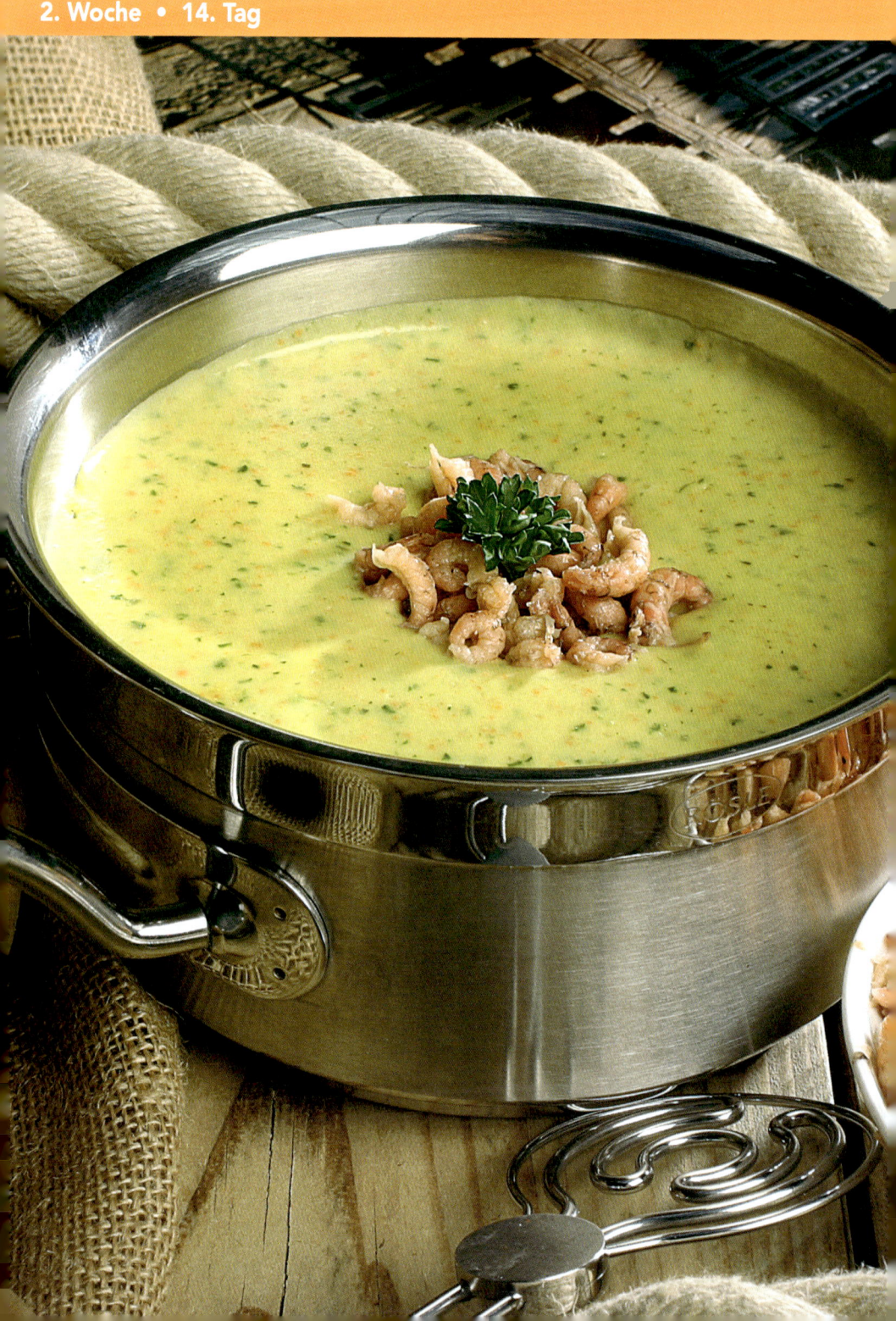

Abendessen

Nudelsalat
sowie Kirschquark

Zutaten

		g	kcal
1	eifreie Nudeln	30	104
	Gewürzgurken	50	6
	Möhren	50	13
	Tomaten	200	35
	1 Zwiebel	60	17
	2 TL Öl	10	80
	Petersilie, Schnittlauch, Salz, Sherryessig, Pfeffer, Paprika, wenig Curry, Senf nach Geschmack, Zitronensaft, flüssiger Süßstoff		
2	Magerquark	100	75
	Süßkirschen	50	32
	flüssiger Süßstoff, Vanillemark oder -aroma		
3	2–3 Tassen schwarzer Tee mit Milch		
	1 Flasche kalziumreiches Mineralwasser		

Zubereitung

1 Die Nudeln in reichlich Salzwasser bissfest garen und abkühlen. Das Gemüse in Würfel schneiden. Aus den Gewürzen und Kräutern mit dem Öl und Essig ein Dressing herstellen. Alle Zutaten mischen.

2 Den Quark mit Mineralwasser cremig rühren und mit Süßstoff süßen. Die Kirschen mit Vanillemark und Süßstoff pürieren, zum Quark geben und kühl stellen.

3 Trinken Sie zum Abendessen den Tee und im Laufe des Abends eine Flasche kalziumreiches Mineralwasser.

Varianten

4. Woche: Verwenden Sie anstelle der Nudeln Basmatireis mit mehr Curry.
6. Woche: Verwenden Sie anstelle der Nudeln Weizenkörner.

Anstatt Kirschen können Sie auch Blaubeeren oder Ananas verwenden.

Tipps & Hinweise

Magerquark enthält reichlich Eiweiß. Eiweiß ist im Rahmen einer Reduktionskost besonders wichtig, denn es bewahrt die Muskulatur weitgehend vor dem Abbau und dadurch beugt es zusammen mit täglichem Sport auch dem Jo-Jo-Effekt vor.

Verwenden Sie möglichst eifreie Teigwaren, die Sie bissfest garen. Diese haben einen geringeren Glyx und weniger Kalorien als Eierteigwaren.

Dieser Tag liefert:

1250 kcal
73 g Eiweiß
29 g Fett
168 g Kohlenhydrate
29 g Ballaststoffe

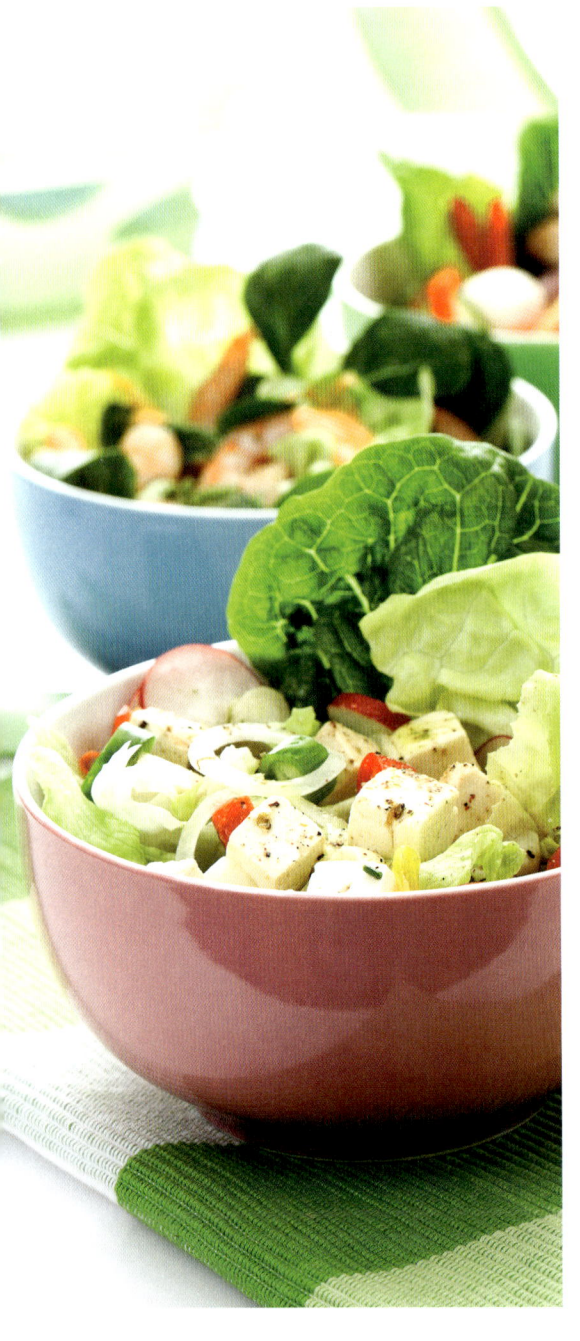

Hier Gewicht nach der **zweiten Woche** eintragen:

Gewicht: _____ kg

Körperfettanteil: _____ %

Hier Gewicht nach der **vierten** Woche eintragen:

Gewicht: _____ kg

Körperfettanteil: _____ %

Hier Gewicht nach der **sechsten Woche** eintragen:

Gewicht: _____ kg

Körperfettanteil: _____ %

Die Stabilisierungsphase

Phase 3 der Müller-Diät	Wie lange?	Was passiert im Körper?	Was darf ich essen?
Stabilisierungs-phase	lebenslang	dauerhaft schlanker und gesünder ohne Jo-Jo-Effekt	Drei-Mahlzeiten-Konzept

Drei Beispieltage

Wenn Sie Ihr Gewichtsziel erreicht haben, können Sie wieder mehr Kalorien aufnehmen. Wenn Sie weiter die Prinzipien der Drei-Mahlzeiten-Ernährung einhalten und sich reichlich bewegen, nehmen Sie garantiert nicht wieder zu.

Wenn Sie mal Hunger haben, hilft der Voluminizer-Drink, und wenn Sie mal schlecht drauf sind, der Vitalizer-Drink. Aber dauerhaft müssen Sie diese gesunden Hilfsmittel natürlich nicht einnehmen.

Anhand der folgenden drei Beispieltage und den anderen Plänen wird es Ihnen gelingen, Ihr Essen auf Gesundheit und eine gute Figur umzustellen.

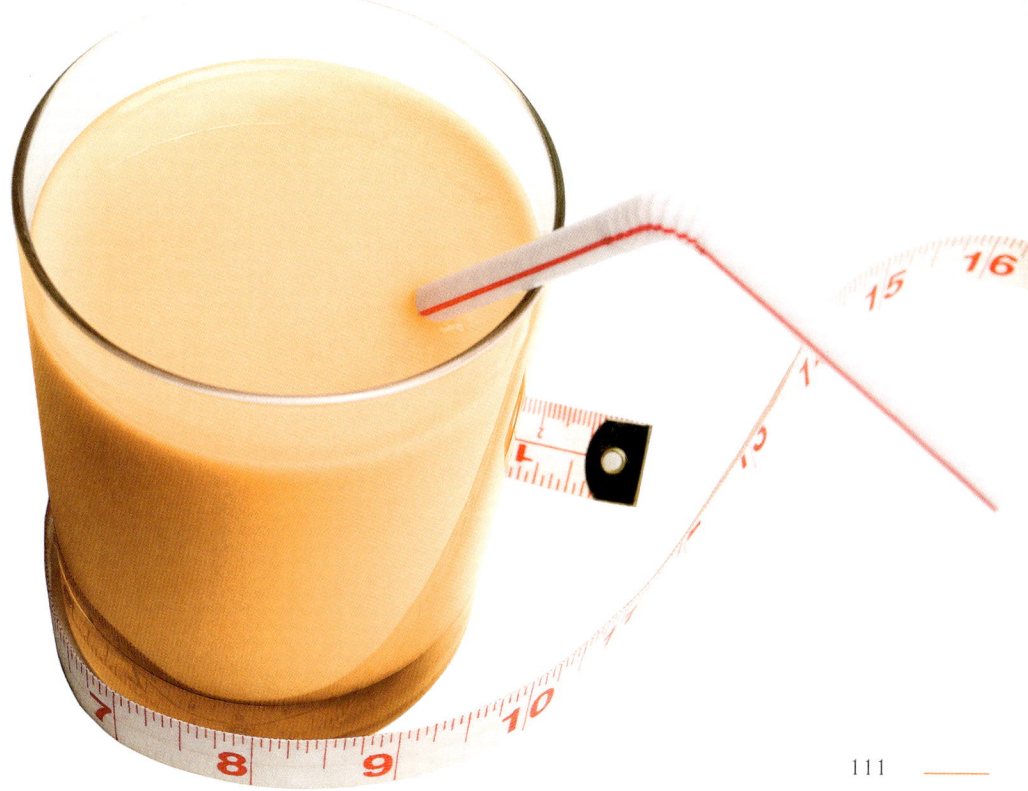

Beispiel-tag 1

Frühstück

Vollkornbrötchen mit Konfitüre und Schinken sowie Fruchtjoghurt und Orangensaft

Zutaten

		g	kcal
1	2 Vollkornbrötchen	100	222
	2 TL Halbfettmargarine	10	36
	2 EL Heidelbeerkonfitüre	25	68
	1 Scheibe gekochter Schinken	30	34
2	1 Fruchtjoghurt (fettarm)	150	124
3	1 Glas Orangensaft	200 ml	90
	2–3 Tassen Kaffee mit Milch		
	1 Flasche kalziumreiches Mineralwasser		

Zubereitung

1 Die Vollkornbrötchen toasten und belegen.

2 Dazu den Fruchtjoghurt essen.

3 Trinken Sie zum Frühstück den Kaffee sowie den Orangensaft sowie im Laufe des Vormittags eine Flasche kalziumreiches Mineralwasser.

Varianten

Anstatt Vollkornbrötchen können Sie auch zwei Scheiben Vollkornbrot oder vier Scheiben Knäckebrot essen.

Anstelle des Obstsaftes können Sie auch jedes Frischobst nehmen.

Anstatt Vollkornbrötchen, Margarine, Konfitüre und Schinken können Sie auch 350 kcal in Form von Müsli essen.

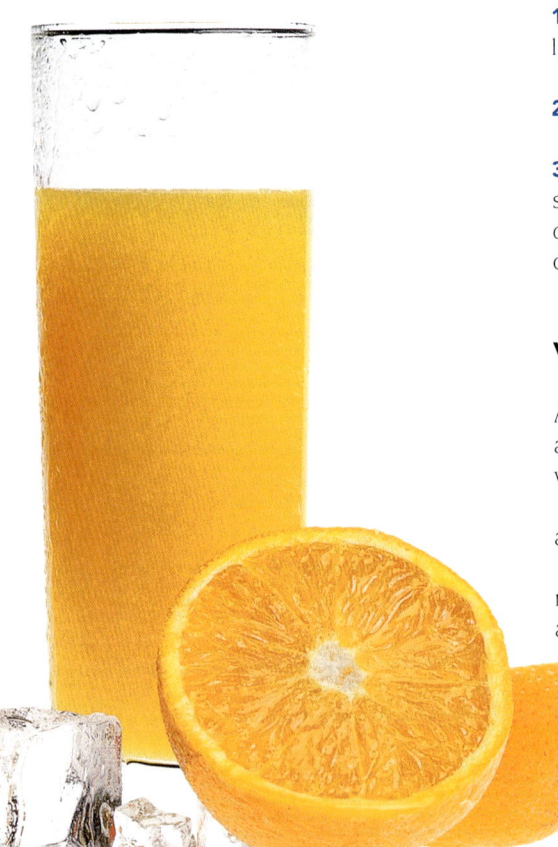

Mittagessen

Pellkartoffeln mit Schweineschnitzel natur, Mandelbroccoli sowie Schokoladenpudding mit Kirschen

Zutaten

		g	kcal
1	kleine Pellkartoffeln	200	140
	Schweineschnitzel	150	161
	Broccoli	250	58
	1 EL Öl	10	80
	Salz, Pfeffer		
2	1 TL Kakaopulver	5	17
	Milch (teilentrahmt)	150 ml	96
	1 TL Mandelblättchen	5	28
	3 TL Weizenstärke	10	3
	Süßstoff, Zimt, Vanillemark oder -aroma		
	Sauerkirschen	100	58
3	1 Glas Apfelsaft	200 ml	99
	1 Flasche kalziumreiches Mineralwasser		

Zubereitung

1 Die Pellkartoffeln garen. Das Schweineschnitzel würzen und in der Teflonpfanne anbraten. Den Broccoli in Salzwasser garen.

2 Die Milch mit dem Kakao und Süßstoff sowie den Gewürzen zum Kochen bringen, die mit warmem Wasser angerührte Stärke dazugeben, aufwallen lassen. Die Kirschen entsteinen und den Schokoladenflammeri drübergeben.

3 Trinken Sie zum Mittagessen ein Glas Apfelsaft und im Laufe des Nachmittags eine Flasche kalziumreiches Mineralwasser.

Varianten

Anstatt kleiner Pellkartoffeln können Sie auch Basmatireis, Vollkornreis oder Spaghetti al dente essen.

Anstelle des Schnitzels können Sie auch Rindersteak oder Fischfilet zubereiten. Das Gemüse können Sie frei wählen.

Anstatt des Schokoladenpuddings mit Sauerkirschen können Sie auch jedes andere Dessert mit rund 200 kcal essen.

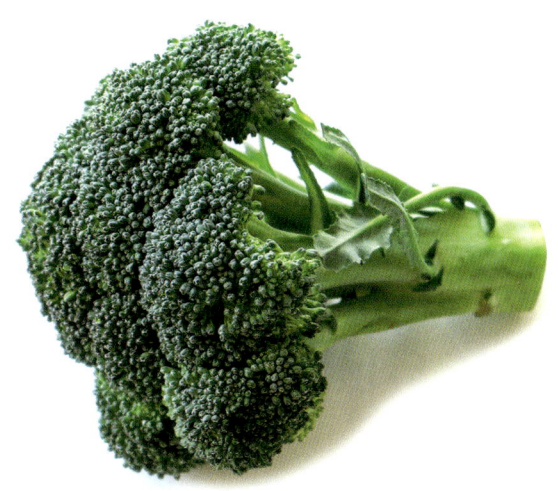

Abendessen

Deftige Vollkornbrote mit mediterranem Tomatensalat sowie eine Banane

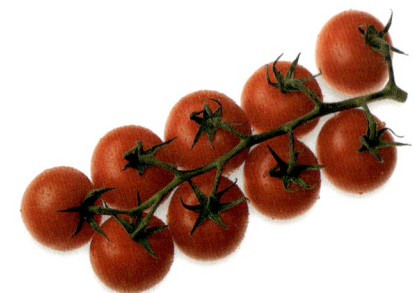

Zutaten		g	kcal
1	2 Scheiben Vollkornbrot	100	188
	2 TL Halbfettmargarine	10	36
	1 Scheibe Edamer	30	106
	1 Scheibe Aspikwurst	30	33
2	Tomaten	250	44
	1 Zwiebel	60	17
	Schnittlauch, Petersilie	5	1
	1 EL Öl	10	88
	Salz, Pfeffer, Gewürze, Essig		
3	1 Banane	130	124
4	2–3 Tassen Schwarztee mit Milch oder Zitrone und Süßstoff		
	1 Flasche kalziumarmes Mineralwasser		

Zubereitung

1 Das Vollkornbrot toasten, dünn mit der Margarine bestreichen und mit Edamer und Aspikwurst belegen.

2 Tomaten und Zwiebel in Scheiben schneiden. Aus Essig, Öl, Kräutern und Gewürzen sowie Salz ein Dressing mischen und die Tomaten- und Zwiebelscheiben damit marinieren.

3 Essen Sie die Banane.

4 Trinken Sie zum Abendessen den Tee und im Laufe des Abends eine Flasche kalziumreiches Mineralwasser.

Varianten

Anstatt Edamer können Sie auch anderen Schnittkäse im Bereich von 40 bis 48 Prozent Fett i. d. Tr. wählen.

Anstatt Aspikwurst können Sie auch Geflügelwurst, fettreduzierte Diätwurst, rohen Schinken, gekochten Schinken, Roastbeef oder Lachsschinken essen.

Das Gemüse für den Salat können Sie frei wählen.

Anstatt Banane können Sie jede andere Obstsorte nehmen.

Dieser Tag liefert:

**2000 kcal
100 g Eiweiß
58 g Fett
258 g Kohlenhydrate
40 g Ballaststoffe**

Alle lebenswichtigen Vitamine, Mineralstoffe und sekundären Pflanzenstoffe sind im Rahmen der empfohlenen Aufnahmemengen abgedeckt.

Beispiel-tag 2

Frühstück

Ananas-Haferflocken mit Kokos-Sesam-Geröstel sowie Kräuterrührei mit Vollkornbrötchen

Zutaten		
	g	kcal
1 Haferflocken	50	174
Buttermilch	150 ml	54
2 Scheiben Ananas (Konserve)	120	105
1 TL Kokosraspeln	5	30
1 TL Sesamsamen	4	22
Vanillemark, flüssiger Süßstoff, Zitronensaft, ein Blatt Zitronenmelisse oder Pfefferminze		
2 1 Hühnerei	50	77
$1/2$ Zwiebel	30	8
$1/2$ TL Öl	3	24
1 Vollkornbrötchen	50	111
Petersilie und Schnittlauch		
3 2–3 Tassen Kaffee mit Milch		
1 Flasche kalziumreiches Mineralwasser		

Zubereitung

1 Buttermilch mit Süßstoff und Zitronensaft abschmecken. In einer Pfanne Kokosraspeln und Sesamsamen kurz trocken anrösten und mit Vanillemark vermischen sowie mit Süßstoff süßen. Buttermilch über die Haferflocken geben und die angerösteten Rapseln und Samen darüberstreuen. Mit einem Blatt Zitronenmelisse oder Pfefferminze dekorieren.

2 Das Vollkornbrötchen toasten. Das Ei mit den Kräutern verrühren. In einer Teflonpfanne feine Zwiebelwürfelchen anschwitzen und das Ei dazugeben. Kurz stocken lassen und dann auf das Brötchen geben.

3 Trinken Sie den Kaffee zum Frühstück und im Laufe des Vormittags eine Flasche kalziumreiches Mineralwasser.

Variante

Anstatt Ananas können Sie auch Litschis oder Mango aus der Dose verwenden.

Mittagessen

Putenbrust in Orangensoße mit Spargel und Kräuterreis sowie Sorbet

Zutaten		
	g	kcal
1 Putenbrust	120	128
1 TL Öl	5	40
Orangensaft	50 ml	22
1 EL Frischkäse (Rahmstufe)	20	56
Spargel frisch gegart	250	40
ungeschälter Reis	75	262
Petersilie, Dill, Schnittlauch, Salz, Paprika, Curry, Muskatnuss, Pfeffer, abgeriebene Zitronenschale, flüssiger Süßstoff		
2 2 große Kugeln Sorbet	100	139
3 1 Glas Tomatensaft	200 ml	29
Tabasco oder anderes scharfes Gewürz		
1 Flasche kalziumreiches Mineralwasser		

Zubereitung

1 Die Putenbrust mit Paprika, Curry, Salz und Pfeffer von beiden Seiten würzen und in einer Teflonpfanne in heißem Öl von beiden Seiten 2 Minuten braten. Die Putenbrust herausnehmen. Die Pfanne mit Saft ablöschen, Kräuter und Frischkäse dazugeben, kurz mit der Putenbrust aufwallen lassen. Den Spargel in Wasser mit Salz, wenig geriebener Muskatnuss sowie etwas abgeriebener Zitronenschale und wenig Süßstoff bissfest garen. Den Reis in Salzwasser bissfest garen.

2 Essen Sie zwei Kugeln Sorbet Ihrer Wahl.

3 Trinken Sie zum Mittagessen den Tomatensaft und im Laufe des Nachmittags eine Flasche kalziumreiches Mineralwasser.

Varianten

Die Putenbrust können Sie auch mit Möhren oder anderen Gemüsesorten der Saison essen, oder Sie verwenden anstatt Putenbrust ein mageres Rindersteak oder Schweinefilet (mit Apfelzimtsoße) und Kohlrabi.

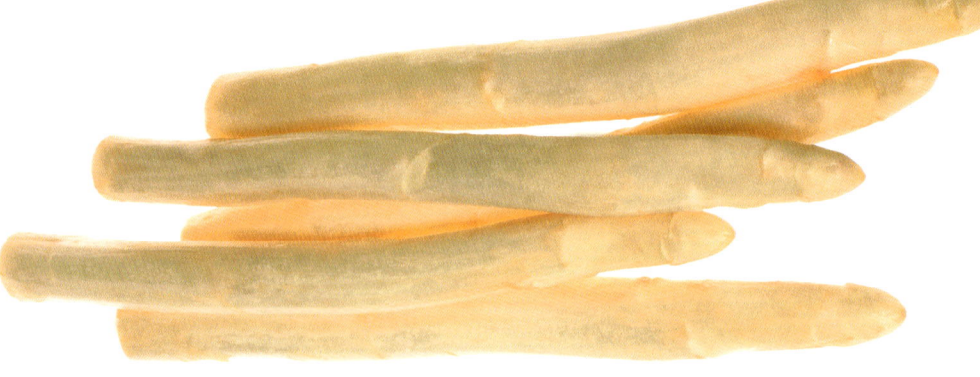

Abendessen

Deftige Vollkornbrote mit Käse und gekochtem Schinken, dazu Apfel-Lauch-Salat mit Sahnedressing

	Zutaten	g	kcal
1	2 Scheiben Vollkornbrot	100	188
	1 TL Halbfettmargarine	5	18
	1 Scheibe Bergkäse	30	115
	1 Scheibe gekochter Schinken	30	34
2	Lauch (Porree)	100	23
	1 Apfel	130	67
	Zitronensaft, Salz, weißer Pfeffer, flüssiger Süßstoff		
	1 EL Schlagsahne (30 % Fett)	15	43
	1 gehäufter EL Rosinen	20	60
	Balsamessig		
3	2–3 Tassen schwarzer Tee mit Milch		
	1 Flasche kalziumreiches Mineralwasser		

Zubereitung

1 Das Vollkornbrot toasten, dünn mit Margarine bestreichen und mit Käse und Schinken belegen.

2 Den Lauch in feine Streifen schneiden. Den Apfel raffeln und mit dem Lauch mischen. Die Sahne mit Zitronensaft, Salz, Pfeffer sowie Süßstoff abschmecken. Apfel und Lauch damit übergießen. Zum Schluss über Nacht in Balsamessig eingeweichte Rosinen darüberstreuen.

3 Trinken Sie zum Abendessen den Tee und im Laufe des Abends eine Flasche kalziumreiches Mineralwasser.

Varianten

Anstatt gekochtem Schinken können Sie auch Roastbeef, zwei bis drei Scheiben rohen Schinken oder Lachsschinken sowie kalten Braten (beispielsweise Kasseler) als Brotbelag auswählen.

Optimal zu Apfel passt auch Kohlrabi, Rotkohl oder Möhren.

Dieser Tag liefert:

2000 kcal
   96 g Eiweiß
   50 g Fett
   283 g Kohlenhydrate
   35 g Ballaststoffe

Alle lebenswichtigen Vitamine, Mineralstoffe und sekundären Pflanzenstoffe sind im Rahmen der empfohlenen Aufnahmemengen abgedeckt.

Beispiel-tag 3

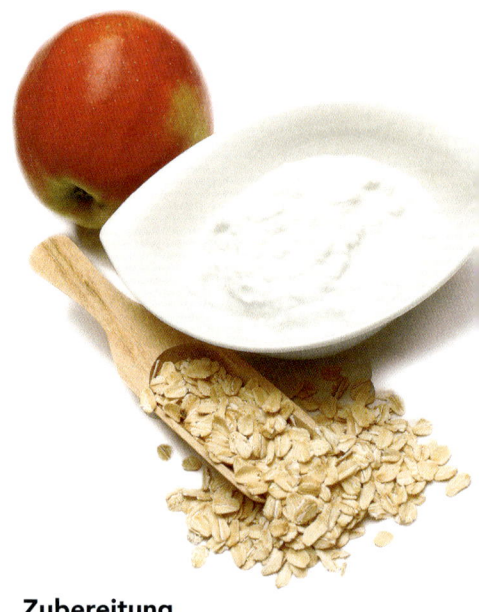

Frühstück

Hafer-Haselnuss-Müsli mit Apfel und Rosinen sowie Vollkornbrot mit Gouda

Zutaten

		g	kcal
1	3 gehäufte EL kernige Haferflocken	60	222
	Haselnüsse	10	64
	2 TL Leinsamen	10	37
	1 Apfel	130	67
	1 EL Rosinen	15	45
	Joghurt (vollfett)	150	99
	flüssiger Süßstoff, Zitronensaft, Zimt, Vanillemark oder -aroma		
2	1 Scheibe Vollkornbrot	50	94
	1 TL Halbfettmargarine	5	18
	1 Scheibe Gouda	30	109
3	2–3 Tassen Kaffee mit Milch		
	1 Flasche kalziumreiches Mineralwasser		

Zubereitung

1 Die Haferflocken, gehackte Haselnüsse und Leinsamen kurz in der Teflonpfanne trocken anrösten. Die Rosinen über Nacht im Joghurt einweichen. Den Apfel raffeln. Alle Zutaten mischen und abschmecken.

2 Das Vollkornbrot mit Halbfettmargarine bestreichen und mit dem Gouda belegen.

3 Trinken Sie zum Frühstück den Tee und im Laufe des Vormittags eine Flasche kalziumreiches Mineralwasser.

Varianten

Anstatt Haferflocken können auch andere Getreideflocken verwendet werden.
　　Anstatt Apfel kann auch anderes Obst gewählt werden.

Mittagessen

Tomatensuppe mit Basilikum, Pellkartoffeln mit gebratenem Kabeljaufilet und Paprikagemüse sowie Erdbeeren mit Quarksoße

Zutaten

		g	kcal
1	Tomaten	150	26
	¹/₂ Zwiebel	30	8
	Pellkartoffeln	200	140
	1 Kabeljaufilet	150	134
	1 ¹/₂ EL Öl	15	80
	Gemüsepaprika rot, grün und gelb	250	92
	Zitronensaft, Salz, Pfeffer, Schnittlauch, Dill, Petersilie, Thymian, Oregano, Knoblauch nach Geschmack, Gemüsebrühe		
2	Erdbeeren	150	48
	Magerquark	50	38
	Mineralwasser, flüssiger Süßstoff, Zimt, Rumaroma, Zitronensaft		
3	1 Flasche kalziumreiches Mineralwasser		

Zubereitung

1 Die Tomate vierteln und zusammen mit der gewürfelten Zwiebel in Öl kräftig anbraten, mit Gemüsebrühe aufgießen, durchkochen, mit dem Pürierstab fein pürieren und mit den Kräutern und Gewürzen abschmecken. Die Pellkartoffeln garen. Das Kabeljaufilet säubern, mit Zitronensaft säuern und salzen und in Öl von beiden Seiten 1–2 Minuten anbraten, aus der Teflonpfanne nehmen. Im heißen Öl die Paprikastreifen dünsten und abschmecken sowie mit Kräutern bestreuen.

2 Den Quark mit Mineralwasser cremig rühren und abschmecken und mit zwei Erdbeeren pürieren. Diese Masse über die restlichen Erdbeeren geben.

3 Trinken Sie im Laufe des Nachmittags eine Flasche kalziumreiches Mineralwasser.

Varianten

Anstatt Kabeljau können Sie auch jeden anderen Seefisch verwenden.

In der Wahl der Gemüse und des Obstes haben Sie freie Auswahl.

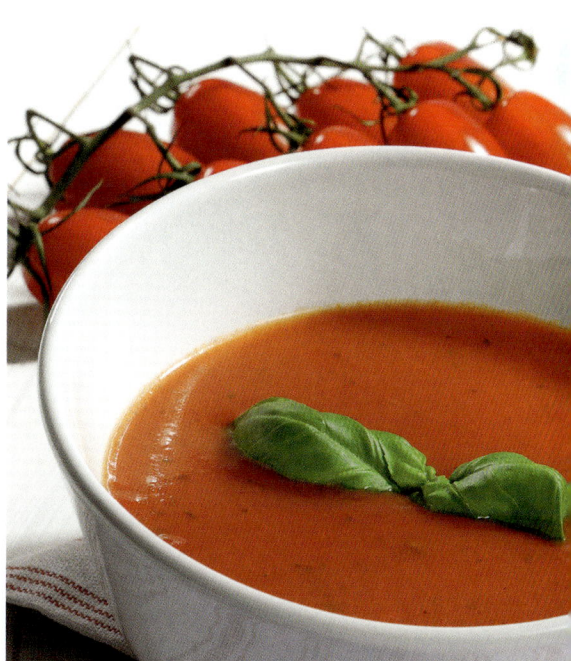

Abendessen

Vollkornbrot mit Camembert und Kasseler, Gurkensalat mit Dill-Joghurt-Soße sowie Weintrauben

Zutaten		
	g	**kcal**
1 2 Scheiben Vollkornbrot	100	188
2 TL Halbfettmargarine	10	36
Camembert	30	86
kalter Braten (z. B. Kasseler)	30	52
2 Gurke	200	24
Salz, Pfeffer, Dill, Petersilie, Sherryessig, flüssiger Süßstoff		
Joghurt (vollfett)	50	33
3 Weintrauben	250	177
4 2–3 Tassen schwarzer Tee mit Milch		
1 Flasche kalziumreiches Mineralwasser		

Zubereitung

1 Das Vollkornbrot toasten und belegen. Eventuell das Kasseler mit Meerrettich und den Camembert mit Tomatenmark oder Konfitüre bestreichen.

2 Die Gurke in Scheiben schneiden und aus Joghurt, Salz, Pfeffer, gehackten Kräutern und Essig sowie flüssigem Süßstoff eine Marinade herstellen.

3 Essen Sie die Weintrauben.

4 Trinken Sie den Tee und im Laufe des Abends eine Flasche kalziumreiches Mineralwasser.

> **Dieser Tag liefert:**
>
> **2000 kcal**
> **100 g Eiweiß**
> **67 g Fett**
> **234 g Kohlenhydrate**
> **46 g Ballaststoffe**
>
> **Alle lebenswichtigen Vitamine, Mineralstoffe und sekundären Pflanzenstoffe sind im Rahmen der empfohlenen Aufnahmemengen abgedeckt.**

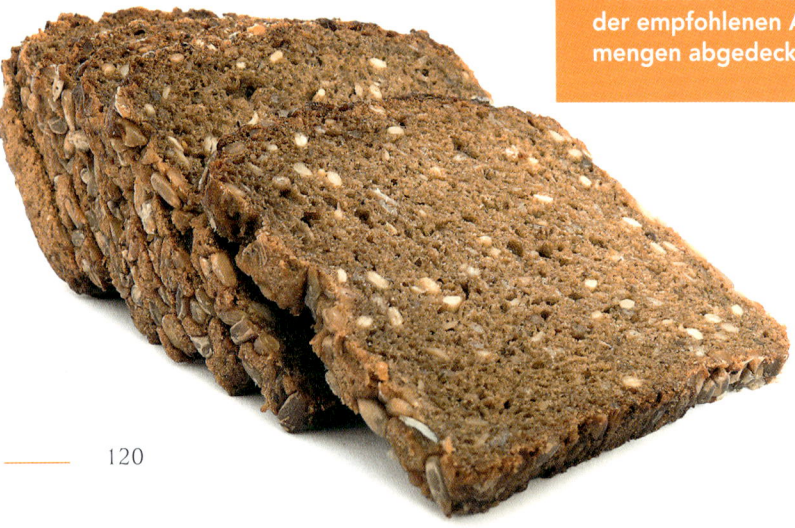

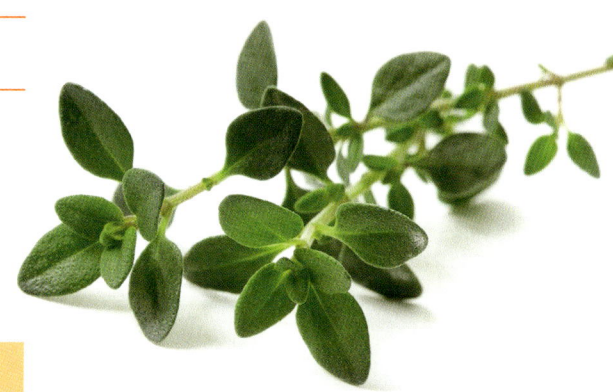

**Weitere Schlankrezepte
für jeden Tag**

Käsegratin
mit Hackfleisch und
frischem Thymian

Zutaten für eine Portion

100 g Rinderhackfleisch
50 g Harzer Käse
20 g gewürfelter gekochter Schinken
fluoridiertes Jodsalz mit Folsäure, schwarzer Pfeffer, Muskat, Chili
$1/4$ Ei
2 EL Milch (0,1 % Fett)
1 EL Semmelmehl
frischer Thymian, Rosmarin
1 TL Rapsöl
125 g Kartoffeln
200 g Tomaten
$1/2$ Zwiebel
1 Knoblauchzehe
150 g Zucchini

Zubereitung

Hackfleisch, Schinken, Ei, Milch, Gewürze und Semmelbrösel gut vermischen und daraus größere Fleischbällchen formen. In einem geschlossenen Topf mit Öl und Thymian bei geringer Hitze ca. 6 Minuten anbraten. Kleine, gut gebürstete Kartoffeln als Pellkartoffeln garen

und abkühlen lassen. Kartoffeln, Zwiebeln, Knoblauch und Zucchini würfeln, Tomaten in Scheiben schneiden. Die Kartoffeln in Öl mit Rosmarin goldgelb braten. Mit Salz und Pfeffer würzen. Die Zucchini und die Tomaten separat 3 Minuten in Öl garen. Ebenfalls salzen, mit Chili würzen und pfeffern.

Fleischbällchen, Kartoffeln mit Zwiebeln und Knoblauch, Zucchini und Tomatenscheiben abwechselnd in die Auflaufform füllen. Auf die Fleischbällchen den in Scheiben geschnittenen Harzer Käse legen und mit Thymian bestreuen. Im Backofen oder unter dem Grill gratinieren, bis der Käse gut verlaufen ist.

Varianten

Anstatt Harzer Käse können Sie auch Kochkäse verwenden, anstelle von Kartoffeln auch Vollkornnudeln oder ungeschälten Reis. Anstatt Tomaten auch Paprika und anstatt Zucchini Gurke oder Aubergine.

Asiatische Pfanne

Zutaten für eine Portion

150 g Bambussprossen

150 g Champignons

100 g Litschis

25 g getrocknete asiatische Pilze

1 Scheibe frischer Ingwer
(oder Ingwerpulver)

$1/2$ Gemüsezwiebel

1 Knoblauchzehe

75 g Tofu

Koriander, Curry, asiatische Gewürzmischung, Zitronenpfeffer

1 EL Champignoncremesuppe
(Instantprodukt)

fluoridiertes Jodsalz mit Folsäure

1 TL Sesamöl

$1/2$ Tasse Kokosmilch

Zubereitung

Einige Tropfen Öl auf ein Stück Küchen-krepp geben und damit die Pfanne ausrei-ben.

Die Pfanne auf mittlerer Stufe erhitzen und die in Scheiben geschnittene Zwie-bel, Knoblauchzehe und die Champig-nonscheiben mit dem in Würfel ge-schnittenen und mit Sojasoße eingepin-selten Tofu kräftig anbraten.

Die asiatischen Pilze über Nacht in reich-lich Wasser einweichen, in kleine Stücke schneiden und kurz mit anbraten. Alles kräftig abschmecken, mit Kokosmilch (aus dem Asialaden) ablöschen, mit der Instant-Champignoncremesuppe be-streuen und kurz aufwallen lassen.

Die halbierten Litschis (abgetropft aus der Dose oder frisch) dazugeben und nochmals aufwallen lassen.

Dazu passt wilder Reis.

Varianten

Anstatt Champignons können Sie auch andere Pilze verwenden, anstelle von Litschis Ananas oder Mandarinen, an-statt Bambussprossen auch Sojasprossen oder Spargel und anstatt Tofu Schweine-, Rinder- oder Putenfilet.

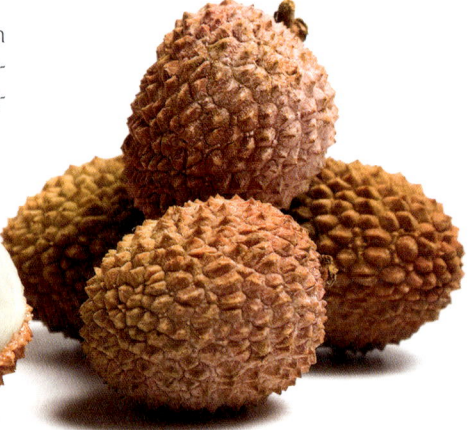

Feuriger Kartoffel-Käse-Salat

Zutaten für eine Portion

75 g Harzer Käse

50 g Cocktailtomaten

50 g grüne Bohnen (bissfest gekocht oder aus der Dose)

$1/2$ Zwiebel

$1/2$ gelbe Paprika

150 g Pellkartoffeln

2 Chilischoten

3 EL Wasser

Instant-Gemüsebrühe

2 TL Weißweinessig

1 TL scharfer Senf

frische Kräuter (Petersilie, Schnittlauch, Dill)

1 TL Rapsöl

flüssiger Süßstoff nach Geschmack, Jodsalz, bunter Pfeffer, Tabasco

Zubereitung

Gut gebürstete Pellkartoffeln garen und abkühlen lassen mit dem Harzer Käse in Scheiben schneiden. Chilischote fein würfeln. Wasser zum Kochen bringen und die Brühe darin auflösen.

Noch heiß mit Essig und den mit Senf, Chili, Süßstoff, Tabasco, Salz und Pfeffer vermischten gehackten Kräutern verrühren.

Diese Soße über den Kartoffel-Käse-Salat geben, mischen und gut durchziehen lassen.

Cocktailtomaten halbieren, Zwiebeln fein würfeln, Paprika in dünne Streifen schneiden und zusammen mit den Bohnen dazugeben.

Dazu passt gegrillter gekochter Schinken und gegrillte Lauchkringel.

Varianten

Anstatt Pellkartoffeln können Sie auch Naturreis, Wildreis oder Vollkornnudeln verwenden. Lecker ist auch ein feuriger Brotsalat mit doppelt getoastetem Vollkornbrot anstatt Pellkartoffeln. Beim Gemüse sind Ihrer Kreativität keine Grenzen gesetzt.

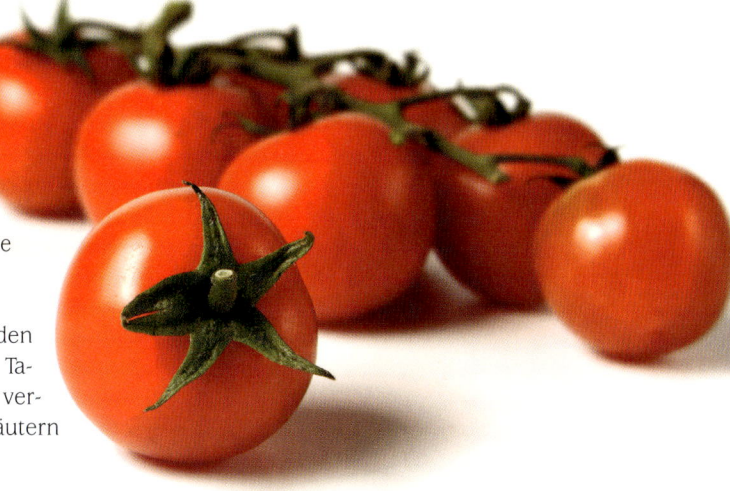

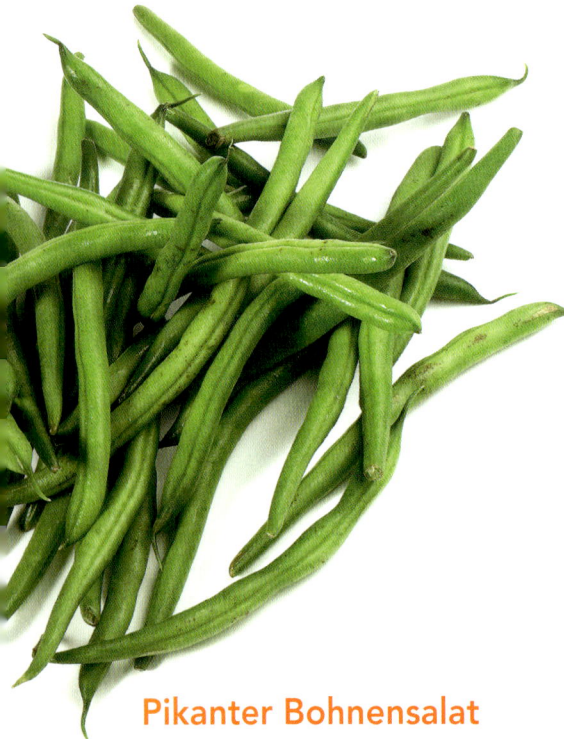

Pikanter Bohnensalat

Zutaten für eine Portion

300 g grüne Bohnen

$1/2$ Gemüsezwiebel

$1/2$ rote Zwiebel

1 Knoblauchzehe

$1/2$ Apfel

50 g Cocktailtomaten

40 g magerer Schinken

Sherryessig

1 TL Walnussöl

fluoridiertes Jodsalz mit Folsäure

Ahornsirup

weißer Pfeffer

1 TL Himbeerkonfitüre

1 Messerspitze Dijonsenf

Zubereitung

Die Bohnen in Zitronenwasser mit etwas Bohnenkraut und Salz bissfest garen oder grüne Bohnen aus der Dose verwenden.

Die Bohnen gut abtropfen lassen.

Den Schinken in feine Würfel schneiden. Zusammen mit Zwiebelringen und Knoblauchwürfelchen anschwitzen.

Die Pfanne von der Herdplatte nehmen. Etwas Ahornsirup, Senf, Himbeerkonfitüre, Essig und das Öl dazugeben, gut vermischen und abschmecken.

Die Bohnen mit mundgerechten Apfelstücken und halbierten Cocktailtomaten vermischen und mit der Soße übergießen.

Abgedeckt im Kühlschrank 2 Stunden ziehen lassen.

Varianten

Wenn Sie es mal ganz eilig haben, können Sie die grünen Bohnen auch aus der Dose verwenden. Eine leckere Alternative sind Champignons oder Erbsen-Möhren-Gemüse aus der Dose.

Champignon-Spargel-Pfanne

Zutaten für eine Portion

200 g Champignons
200 g Spargel
2 Schalotten
1 Knoblauchzehe
50 g magerer Schinken
1 Spritzer Limettensaft
Limettenschale
Honig
1 Tasse fettarme Milch
1 TL Champignoncremesuppe (Instantprodukt)
1 TL Spargelcremesuppe (Instantprodukt)
fluoridiertes Jodsalz mit Folsäure, weißer Pfeffer, Muskat

Zubereitung

Den Schinken fein würfeln und in der Pfanne erhitzen, die Schalottenwürfelchen und die zerdrückte Knoblauchzehe dazugeben.

Die Champignons in Scheiben schneiden und mit den Spargelscheiben hinzufügen. Einen Spritzer Limettensaft, Honig und etwas Limettenschale dazugeben.

Mit der Milch ablöschen und auf kleiner Hitze köcheln lassen, bis der Spargel gar, aber noch bissfest ist. Gegebenenfalls Wasser nachgießen. Die Suppen-Instantprodukte darüberstreuen, einmal aufwallen lassen und abschmecken.

Varianten

Anstatt Champignons können Sie auch Maronen, Pfifferlinge oder asiatische Pilze verwenden und anstatt Spargel Kohlrabi oder Schwarzwurzeln.

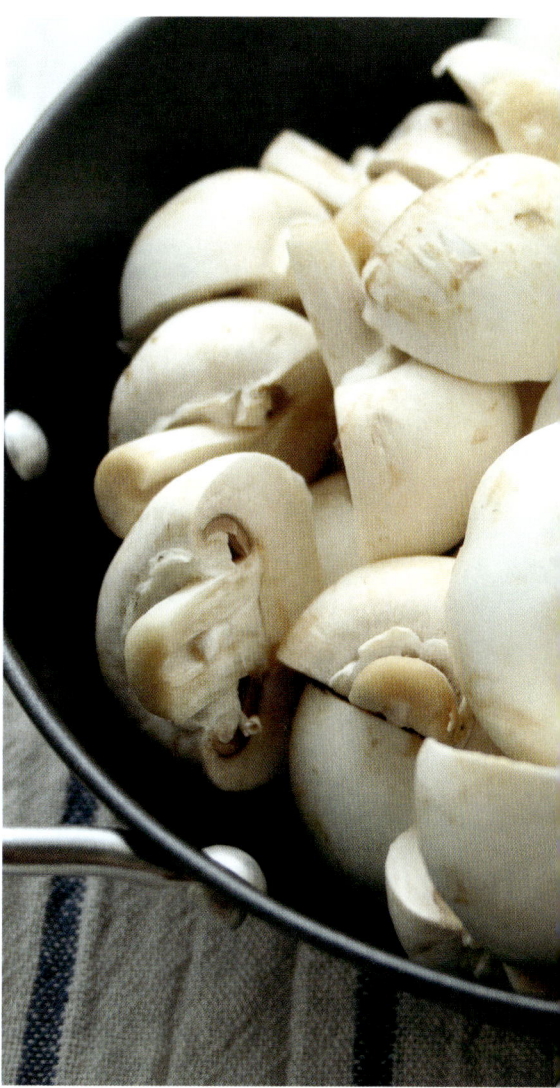

125

Quarkspeise „Satt und Lecker"

Zutaten für eine Portion

200 g Magerquark

$^1/_2$ Tasse kohlensäurereiches Mineralwasser

flüssiger Süßstoff

1 saurer Apfel (z. B. Boskop)

Limettensaft, Limettenschale

Rosinen

Vanillemark

Zimt

Zubereitung

Schlagen Sie den Magerquark mit dem Mineralwasser cremig und schmecken ihn gut mit Süßstoff, Limettensaft, etwas abgeriebener Limettenschale sowie Vanillemark und Zimt ab. Eingeweichte Rosinen und ein geraspelter Apfel machen den Apfelquark zu einem Leckerbissen.

Varianten

Anstatt Magerquark können Sie auch fettarme Dickmilch oder Hüttenkäse verwenden. Sie können natürlich auch anderes Frischobst wie Banane, Birnen, Kirschen, Ananas (aber aus der Dose, denn frische Ananas enthält ein eiweißspaltendes Enzym, das den Quark bitter schmecken lässt – gleiches gilt für Papaya und Kiwi) oder Pfirsich verwenden. Lecker schmeckt auch ein Schuss Rum- oder Bittermandelaroma.

Salat-Dressing „Müller"

Zutaten für eine Portion

2 EL Magerquark

1 EL Joghurt (0,1 % Fett)

Kräuteressig

1 TL Senf

1 TL Ahornsirup oder Honig

$^1/_2$ rote Zwiebel

1 Knoblauchzehe

fluoridiertes Jodsalz mit Folsäure, bunter Pfeffer, Petersilie, Schnittlauch, Dill

Zubereitung

Den Quark mit dem Joghurt cremig rühren und Senf, Essig sowie Ahornsirup dazugeben, gut vermischen. Die Zwiebel – oder nach Jahreszeit Schalotten – und den Knoblauch dazugeben und abschmecken.

Varianten

Anstatt Magerquark und Joghurt können Sie auch Hüttenkäse und Buttermilch oder Kefir verwenden. Sie können das Dressing auch mit Meerrettich oder Tomatenmark anstatt Senf variieren.

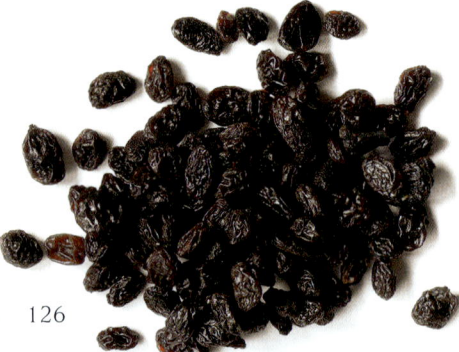

Die Einkaufslisten

Dinge, die Sie vorrätig haben sollten

Voluminizer-Drink (Rezept S. 46)
Vitalizer-Drink (Rezept S. 47)

Gewürze & getrocknete Kräuter
asiatische Gewürzmischung
Chilischoten
fluoridiertes Jodsalz mit Folsäure
Knoblauchpulver
Kräutersalz
Kümmel
Lorbeer
Majoran
Muskatnuss
Nelke
Paprika edelsüß
Piment
bunter Pfeffer
weißer Pfeffer
Thymian
Zimt

Frische Kräuter
Basilikum
Bohnenkraut
Dill
Minzeblätter
Petersilie
Rosmarin
Schnittlauch

Aromen und Süßstoffe
Bittermandelaroma
flüssiger Süßstoff
Rumaroma
Senf
Sojasoße
Vanillemark oder -aroma
Vanillestange
Zimtstange
Zitronenschale

Öl & Essig
Balsamessig
Kräuteressig
Leinöl
Olivenöl
Sesamöl
Sherryessig
Sonnenblumenöl

Weiteres
Tabasco
Meerrettich

Die Umstellungsphase

Getränke
Kaffee
Tee (grün/schwarz)
4 l kalziumreiches Mineralwasser

Obst, Gemüse & Co.
1 Zitrone (für Zitronensaft)
1 Apfel (oder Birne/Orange/Pfirsich)
200 g Tomaten (oder Paprika/Kohlrabi)
200 g Champignons (oder Zucchini/
Bohnen/Papaya)
180 g ungeschälter Reis

Aus dem Kühlregal
300 g Magerquark

Die Fatburning-Phase

1. Woche	2. Woche	3. Woche

Getränke

1. Woche

Kaffee (oder schwarzer/grüner Tee)

21 Flaschen kalziumreiches Mineralwasser

1 l Tomatensaft

Kondensmilch/Milch

150 ml fettarme Milch

Obst, Gemüse & Co.

7 Äpfel

4 Bananen

1 Birne

1 Grapefruit

200 g Himbeeren (frisch oder TK)

2 Kiwis

3 Orangen

2 Papayas

150 g Weintrauben

75 g Himbeeren (frisch oder TK)

2 Zitronen

100 g Auberginen

150 g Bambussprossen

250 g Blattspinat

325 g Champignons

100 g chinesische Pilze

100 g grüne Erbsen (frisch)

175 g Feldsalat

200 g Fleischtomaten

575 g Tomaten

$1/2$ grüne Gemüsepaprika

1 $1/2$ rote Gemüsepaprika

4 Gewürzgurken

150 g grüne Bohnen

150 g Wachsbohnen

450 g Gurke

150 g Möhren frisch

125 g Zucchini

4 Knoblauchzehen

8 normale Zwiebeln

2 $1/2$ rote Zwiebeln

1000 g kleine Pellkartoffeln

40 g Reis (ungeschält)

Getränke

2. Woche

Kaffee (oder schwarzer/grüner Tee)

21 Flaschen kalziumreiches Mineralwasser

150 ml fettarme Milch

115 ml Orangensaft

75 ml Apfelsaft

200 ml Möhrensaft

200 ml Tomatensaft

Obst, Gemüse & Co.

5 Äpfel

2 Bananen (oder Pfirsich/Apri-kosen/Pflaumen bzw. Ananas/Mango)

$1/2$ Birne (oder Pfirsich/Aprikosen)

5 Mandarinen (oder 2 und 1 Orange/1 Grapefruit)

1 Orange

1 Grapefruit (oder 1 Banane/2 Kiwis)

225 g Himbeeren

300 g Weintrauben

2 Zitronen

50 g Gewürzgurken

400 g Gurke

1–2 Knoblauchzehen

150 g Kohlrabi

100 g Kopfsalat (oder Eisberg-salat)

200 g Möhren

650 g Pellkartoffeln

200 g Salzkartoffeln

300 g Rettich

200 g Rotkohl

250 g Weißkohl

300 g Sauerkraut

1025 g Tomaten

200 g Zucchini

4 Schalotten

3 normale Zwiebeln

1 rote Zwiebel

105 g Spaghetti

Getränke

3. Woche

Kaffee (oder schwarzer/grüner Tee)

21 Flaschen kalziumreiches Mineralwasser

1 l Tomatensaft

Kondensmilch/Milch

150 ml fettarme Milch

Obst, Gemüse & Co.

4 Äpfel

4 Bananen

3 Birnen

1 Grapefruit

153 g Ananas

200 g Himbeeren (frisch oder TK)

2 Kiwis

3 Orangen

2 Papayas

150 g Weintrauben

2 Zitronen

100 g Auberginen

150 g Bambussprossen

250 g Blattspinat

325 g Champignons

100 g chinesische Pilze

100 g grüne Erbsen (frisch)

100 g Feldsalat

75 g Rucola

1 $1/2$ grüne Gemüsepaprika

3 $1/2$ rote Gemüsepaprika

4 Gewürzgurken

500 g Sellerie (oder 300 g und 100 g Kohlrabi und 100 g Möhren)

150 g Möhren frisch

575 g Tomaten

125 g Zucchini

4 Knoblauchzehen

7 normale Zwiebeln

2 $1/2$ rote Zwiebeln

800 g kleine Pellkartoffeln

200 g Basmatireis

40 g asiatische Nudeln

1. Woche

Wurst- & Käsetheke
1 Scheibe Butterkäse
1 Scheibe Edamer
60 g Feta
30 g Frischkäse (Rahmstufe)
50 g Harzer Käse (Sauermilchkäse)
250 g Hüttenkäse (Magerstufe)
1 TL geriebener Parmesan
30 g Geflügelleberwurst
30 g Geflügelmortadella
30 g Geflügelsalami
100 g Putenbrustfilet
120 g Rindersteak
50 g roher Schinken
60 g Schweinefilet
100 g Schweineschnitzel
250 g Kabeljaufilet
100 g Lachsfilet

Dosen & Co.
2 EL kalorienreduzierte Erdbeerkonfitüre (oder andere Sorten)
4 EL kalorienreduzierte Himbeerkonfitüre
4 EL kalorienreduzierte Kirschkonfitüre
4 EL Tomatenmark

Aus dem Kühlregal
2 Hühnereier
3 TL Halbfettmargarine
830 g Joghurt (0,1 % Fett)
660 g Magerquark
150 g Milch (teilentrahmt)

Frühstück & Co.
3 Scheiben Knäckebrot
4 Scheiben Vollkornbrot
4 Vollkornbrötchen
2 Scheiben Leinsamenvollkornbrot
10 g Mandelblättchen
1 TL Walnussstücke
4 Getreideriegel
10 g Weizenstärke
1 TL Leinsamen
1 TL Sesamsamen
1 EL Kakao
5 TL Rosinen

2. Woche

Wurst- & Käsetheke
30 g Gorgonzola
4 EL geriebener Parmesan
100 g Geflügelwürstchen
200 g Kasseler
100 g Rinderhackfleisch
50 g gekochter Schinken
10 g roher geräucherter Schinken
30 g geräucherter Lachs

Dosen & Co.
2 EL Pflaumenmus
2 EL kalorienreduzierte Kirschkonfitüre
2 EL kalorienreduzierte Pfirsichkonfitüre
100 g Ananas (abgetropft)
50 g Süßkirschen (oder
Ananas/Blaubeeren)
300 g Linsen (abgetropft)
2 EL grüne (oder schwarze) Oliven

Aus dem Kühlregal
7 Eier
1 ¹/₂ TL Halbfettmargarine
150 g Kefir (entrahmt)
40 g Mozzarella
745 g Magerquark
375 g Joghurt (0,1 % Fett)
150 g Hüttenkäse (Magerstufe)
50 g Frischkäse
100 g Krabben

Frühstück & Co.
6 Vollkornbrötchen
1 Scheibe Weizenvollkornbrot
2 Scheiben Knäckebrot
150 g Haferflocken
10 g Sago
1 TL Weizenstärke
10 g Weizenvollkornmehl
¹/₂ TL Kakao
2 TL Pinienkerne
1 EL geröstete Haselnusskerne
4–6 Walnusskerne
1 EL Kokosraspeln
Backpulver

3. Woche

Wurst- & Käsetheke
3 Scheiben Emmentaler oder
Gouda
1 Scheibe Tilsiter oder Gouda
30 g Frischkäse (Rahmstufe)
250 g Hüttenkäse (Magerstufe)
1 TL geriebener Parmesan
30 g Geflügelleberwurst
30 g Geflügelmortadella
30 g Geflügelsalami
100 g Putenbrustfilet
120 g Lachssteak
50 g roher Schinken
260 g Schweinefilet
125 g Seelachsfilet
100 g Kabeljaufilet

Dosen & Co.
2 EL kalorienreduzierte Erdbeerkonfitüre (oder andere Sorten)
4 EL kalorienreduzierte Himbeerkonfitüre
4 EL kalorienreduzierte Kirschkonfitüre
4 EL Tomatenmark

Aus dem Kühlregal
2 Hühnereier
3 TL Halbfettmargarine
680 g Joghurt (0,1 % Fett)
150 ml magere Dickmilch
oder Kefir
660 g Magerquark
150 ml Milch (teilentrahmt)

Frühstück & Co.
3 Scheiben Knäckebrot
4 Scheiben Vollkornbrot
4 Vollkornbrötchen
2 Scheiben Leinsamenvollkornbrot
10 g Mandelblättchen
1 TL Walnussstücke
4 Getreideriegel
10 g Weizenstärke
1 TL Leinsamen
1 TL Sesamsamen
1 EL Kakao
5 TL Rosinen

4. Woche 5. Woche 6. Woche

4. Woche

Getränke
Kaffee (oder schwarzer/grüner Tee)
21 Flaschen kalziumreiches Mineralwasser
150 ml fettarme Milch
115 ml Orangensaft
75 ml Apfelsaft
200 ml Möhrensaft
200 ml Tomatensaft

Obst, Gemüse & Co.
5 $1/2$ Äpfel
1 Birne (oder Pfirsich/Aprikosen)
125 g Erdbeeren
150 g Himbeeren
50 g Johannisbeeren
1 Kiwi
2 Mandarinen
1 Orange
2 Papayas
300 g Weintrauben
2 Zitronen
100 g Auberginen
300 g Cocktailtomaten
725 g Tomaten
50 g Gewürzgurken
100 g Gurke
150 g Kohlrabi
100 g Kopfsalat (oder Eisbergsalat)
250 g Lauch (Porree)
300 g Möhren
100 g Gemüsepaprika
500 g Spitzkohl
300 g Wirsing
3 normale Zwiebeln
1 rote Zwiebel
4 Schalotten
35 g Basmatireis
500 g Pellkartoffeln
200 g Salzkartoffeln
200 g Spaghetti (oder Vollkornnudeln)

5. Woche

Getränke
Kaffee (oder schwarzer/grüner Tee)
21 Flaschen kalziumreiches Mineralwasser
1 l Tomatensaft
Kondensmilch/Milch
150 ml fettarme Milch

Obst, Gemüse & Co.
4 Äpfel
5 Bananen
1 Grapefruit
2 Mandarinen
130 g Kirschen
300 g Himbeeren (frisch oder TK)
2 Kiwis
3 Orangen
2 Papayas
150 g Weintrauben
2 Zitronen
100 g Auberginen
150 g Bambussprossen
250 g Blattspinat
325 g Champignons
160 g grüne Erbsen (frisch)
75 g Feldsalat
100 g Rucola
525 g Zucchini
1 $1/2$ rote Gemüsepaprika
350 g Lauch (Porree)
4 Gewürzgurken
250 g Salatgurke
210 g Möhren (frisch)
700 g Tomaten
4 Knoblauchzehen
7 normale Zwiebeln
2 $1/2$ rote Zwiebeln
1000 g kleine Pellkartoffeln
40 g Reis (ungeschält)

6. Woche

Getränke
Kaffee (oder schwarzer/grüner Getränke
21 Flaschen kalziumreiches Mineralwasser
150 ml fettarme Milch
115 ml Orangensaft
75 ml Apfelsaft
200 ml Möhrensaft
200 ml Tomatensaft

Obst, Gemüse & Co.
3 $1/2$ Äpfel
1 Banane
$1/2$ Birne (oder Pfirsich/Aprikosen)
100 g Erdbeeren (oder Brombeeren)
50 g Himbeeren
125 g Johannisbeeren (oder Blaubeeren)
2 Kiwis
2 Mandarinen
2 Orangen
2 Papayas
300 g Weintrauben
2 Zitronen
100 g chinesische Pilze
50 g Gewürzgurken
300 g Salatgurke
600 g Möhren
150 g Kohlrabi
100 g Kopfsalat (oder Eisbergsalat)
100 g Pilze
500 g Sauerkraut
4 Schalotten
475 g Tomaten
300 g Wirsing
300 g Zucchini
3 normale Zwiebeln
1 rote Zwiebel
50 g Spaghetti
150 g Basmatireis (oder Vollkornreis)
35 g Weizenkörner
500 g Pellkartoffeln
200 g Salzkartoffeln

4. Woche

Wurst- & Käsetheke
30 g Gorgonzola
4 EL geriebener Parmesan
100 g Geflügelwürstchen
100 g Hackfleischbällchen
10 g roher geräucherter Schinken
150 g gekochter Schinken
200 g Rinderhackfleisch
30 g Makrele

Dosen & Co.
2 EL Pflaumenmus
2 EL kalorienreduzierte
Johannisbeerkonfitüre
2 EL kalorienreduzierte Pfirsichkonfitüre
100 g Ananas (abgetropft)
50 g Süßkirschen (oder
Ananas/Blaubeeren)
300 g Kidneybohnen (abgetropft)
2 EL grüne (oder schwarze) Oliven

Aus dem Kühlregal
6 Eier
1 ¹/₂ TL Halbfettmargarine
275 g Kefir (entrahmt)
40 g Mozzarella
745 g Magerquark
250 g Joghurt (0,1 % Fett)
150 g Hüttenkäse (Magerstufe)
20 g Frischkäse
30 g saure Sahne

Frühstück & Co.
6 Vollkornbrötchen
1 Scheibe Weizenvollkornbrot
2 Scheiben Knäckebrot
150 g Haferflocken
10 g Sago
1 TL Weizenstärke
10 g Weizenvollkornmehl
¹/₂ TL Kakao
2 TL Pinienkerne
1 EL geröstete Haselnusskerne
4–6 Walnusskerne
1 EL Kokosraspeln
Backpulver

5. Woche

Wurst- & Käsetheke
1 Scheibe Leerdamer
1 Scheibe Edamer
60 g Feta
30 g Frischkäse (Rahmstufe)
250 g Hüttenkäse (Magerstufe)
1 TL geriebener Parmesan
30 g Geflügelleberwurst
30 g Geflügelmortadella
30 g Geflügelsalami
100 g Putenbrustfilet
120 g Putenbrust
50 g roher Schinken
60 g Schweinefilet
100 g Rinderfilet
100 g Schweineschnitzel
125 g Forellenfilet
100 g Lachsfilet

Dosen & Co.
2 EL kalorienreduzierte Erdbeerkonfitüre (oder andere Sorten)
4 EL kalorienreduzierte Himbeerkonfitüre
4 EL kalorienreduzierte Kirschkonfitüre
4 EL Tomatenmark

Aus dem Kühlregal
2 Hühnereier
3 TL Halbfettmargarine
830 g Joghurt (0,1 % Fett)
710 g Magerquark
150 g Milch (teilentrahmt)

Frühstück & Co.
3 Scheiben Knäckebrot
4 Scheiben Vollkornbrot
4 Vollkornbrötchen
2 Scheiben Leinsamenvollkornbrot
10 g Mandelblättchen
1 TL Walnussstücke
4 Getreideriegel
10 g Weizenstärke
1 TL Leinsamen
1 TL Sesamsamen
1 EL Kakao
5 TL Rosinen

6. Woche

Wurst- & Käsetheke
30 g Gorgonzola
4 EL geriebener Parmesan
300 g Geflügelwürstchen
100 g Kasseler
100 g Rinderhackfleisch
10 g roher geräucherter Schinken
50 g gekochter Schinken
30 g geräucherte Forelle

Dosen & Co.
2 EL Pflaumenmus
2 EL kalorienreduzierte Himbeerkonfitüre
2 EL kalorienreduzierte Pfirsichkonfitüre
100 g Ananas (abgetropft)
50 g Süßkirschen (oder
Ananas/Blaubeeren)
300 g weiße Bohnen (abgetropft)
2 EL grüne (oder schwarze) Oliven

Aus dem Kühlregal
6 Eier
1 ¹/₂ TL Halbfettmargarine
150 g Kefir (entrahmt)
40 g Mozzarella
745 g Magerquark
250 g Joghurt (0,1 % Fett)
125 ml Buttermilch
150 g Hüttenkäse (Magerstufe)
20 g Frischkäse
30 g saure Sahne

Frühstück & Co.
6 Vollkornbrötchen
1 Scheibe Weizenvollkornbrot
2 Scheiben Knäckebrot
150 g Haferflocken
10 g Sago
1 TL Weizenstärke
10 g Weizenvollkornmehl
¹/₂ TL Kakao
2 TL Pinienkerne
1 EL geröstete Haselnusskerne
4–6 Walnusskerne
1 EL Kokosraspeln
Backpulver

Die Stabilisierungsphase

1. Tag	2. Tag	3. Tag

1. Tag

Getränke
Kaffee
Schwarzer Tee
Milch oder Kondensmilch
200 ml Orangensaft (oder Frischobst)
200 ml Apfelsaft

Obst, Gemüse & Co.
250 g Broccoli
200 kleine Pellkartoffeln (oder Basmatireis/Vollkornreis/Spaghetti)
250 g Tomaten
1 Zwiebel
1 Banane (oder anderes Obst)
100 g Sauerkirschen

Wurst- und Käsetheke
30 g Edamer (oder anderer Schnittkäse mit 30 % Fett. i. Tr.)
30 g gekochter Schinken
150 g Schweineschnitzel (oder Rindersteak/Fischfilet)
30 g Aspikwurst (oder Geflügelwurst, Diätwurst/roher oder gekochter Schinken/Roastbeef/Lachsschinken)

Dosen & Co.
2 EL Heidelbeerkonfitüre

Aus dem Kühlregal
4 TL Halbfettmargarine
150 g Fruchtjoghurt (fettarm)

Frühstück & Co.
2 Vollkornbrötchen (oder 2 Scheiben Vollkornbrot/ 4 Scheiben Knäckebrot)
2 Scheiben Vollkornbrot
5 g Mandelblättchen
10 g Weizenstärke
5 g Kakaopulver

2. Tag

Getränke
Kaffee
Schwarzer Tee
Milch oder Kondensmilch
50 ml Orangensaft
200 ml Tomatensaft

Obst, Gemüse & Co.
100 g Porree (Lauch)
75 g Reis (ungeschält)
250 g Spargel
$1/2$ Zwiebel
1 Apfel
200 g Melone
1 Zitrone

Wurst- und Käsetheke
30 g Bergkäse
120 g Putenbrust (oder mageres Rindersteak/Schweinesteak)
30 g gekochter Schinken (oder Roastbeef/roher Schinken/Lachsschinken)

Dosen & Co.
2 Scheiben Ananas (oder Litschis/Mangos)

Aus dem Kühlregal
150 ml Buttermilch
1 Ei
20 g Frischkäse (Rahmstufe)
1 TL Halbfettmargarine
15 g Schlagsahne

Frühstück & Co.
1 Vollkornbrötchen
2 Scheiben Vollkornbrot
3 Getreideriegel
1 TL Kokosraspeln
1 TL Sesamsamen
1 EL Rosinen

Weiteres
100 g Sorbet

3. Tag

Getränke
Kaffee
Schwarzer Tee
Milch oder Kondensmilch

Obst, Gemüse & Co.
1 Apfel (oder anderes Obst)
150 g Erdbeeren
250 g Weintrauben
250 g Gemüsepaprika (rot, grün, gelb) (oder anderes Gemüse)
200 g Salatgurke
150 g Tomaten (oder anderes Gemüse)
200 g Pellkartoffeln
$1/2$ Zwiebel

Wurst- und Käsetheke
30 g Gouda
30 g Camembert
30 g kalter Braten (z. B. Kasseler)
150 g Kabeljaufilet (oder anderer Seefisch)

Aus dem Kühlregal
200 g Joghurt (vollfett)
3 TL Halbfettmargarine
50 g Magerquark

Frühstück & Co.
3 Scheiben Vollkornbrot
60 g kernige Haferflocken (oder andere Getreideflocken)
10 g Haselnüsse
2 TL Leinsamen
1 EL Rosinen

Rat und Tat

Wichtige Adressen

Auswertungs- und Informationsdienst für Ernährung, Landwirtschaft und Forsten (aid) e. V.
Heilsbachstraße 16
53123 Bonn
Tel.: 02 28/84 99 0
E-Mail: aid@aid.de
www.aid.de

Bundeszentrale für gesundheitliche Aufklärung (BZgA)
Ostmerheimer Straße 200
51109 Köln
Tel.: 02 21/89 92 0
E-Mail: poststelle@bzga.de
www.bzga.de

Deutsche Adipositas Gesellschaft e. V.
Waldklausenweg 20
81377 München
Tel.: 089/71 04 83 58
E-Mail: mail@adipositas-gesellschaft.de
www.deutsche-adipositas-gesellschaft.de

Deutsche Gesellschaft für Ernährung (DGE) e. V.
Godesberger Allee 18
53175 Bonn
Tel.: 02 28/37 76 60 0
E-Mail: info@dge.de
www.dge.de

Deutsches Kompetenzzentrum Gesundheitsförderung und Diätetik e. V.
Adolphstraße 5
50679 Köln
E-Mail: kompetenz-zentrum@email.de
www.dkgd.de

Fachgesellschaft für Ernährungstherapie und Prävention (FET) e. V.
An den Frauenbrüdern 2
52064 Aachen
Tel.: 02 41/96 10 30
E-Mail: info@fet-ev.eu
www.fet-ev.eu

Verband der Diätassistenten – Deutscher Bundesverband (VDD) e. V.
Susannastraße 13
45136 Essen
Tel.: 02 01/94 68 53 70
E-Mail: vdd@vdd.de
www.vdd.de

Verband der Diplom-Oecotrophologen (VDOe) e. V.
Reuterstraße 161
53113 Bonn
Tel.: 02 28/28 92 20
E-Mail: vdoe@vdoe.de
www.vdoe.de

Zentrum für Ernährungskommunikation, Diätberatung und Gesundheitspublizistik (ZEK)
Sven-David Müller
Wielandstraße 3
10625 Berlin
E-Mail: info@svendavidmueller.de
www.svendavidmueller.de

Buchtipps

Sven-David Müller, Katrin Raschke:
Das Kalorien-Nährwert-Lexikon,
2., überarbeitete Auflage 2004,
Schlütersche Verlagsgesellschaft
mbh & Co. KG

Doreen Nothmann, Sven-David Müller-Nothmann:
Die dicksten Diätlügen – Warum Diäten
nicht funktionieren und wie man
trotzdem abnimmt, 2007, Schlütersche
Verlagsgesellschaft mbh & Co. KG

Sven-David Müller-Nothmann:
Die Turbo-Bikinidiät – Fit für den
Strand, 2008, Schlütersche Verlags-
gesellschaft mbh & Co. KG

Almut Carlitschek, Sven-David Müller-Nothmann:
Glück – So genießen Sie jeden Tag.
Mit Entspannungsübungen und leckeren
Rezepten, 2008, Schlütersche Verlags-
gesellschaft mbh & Co. KG

Sven-David Müller-Nothmann, Prof. Dr. Michael Vogt, Doreen Nothmann:
Moderne Ernährungsmärchen,
2., aktualisierte und erweiterte Auflage,
2006, Schlütersche Verlagsgesellschaft
mbh & Co. KG

Petra Theisen, Sven-David Müller:
Clevere Desserts – Entschärfte Kalorienbomben, 2004, Schlütersche Verlagsgesellschaft mbh & Co. KG

Sven-David Müller, Christiane Weißenberger:
Ernährungsratgeber Cholesterin, 2008,
Schlütersche Verlagsgesellschaft
mbh & Co. KG

Sven-David Müller, Christiane Weißenberger:
Ernährungsratgeber Diabetes, 2006,
Schlütersche Verlagsgesellschaft
mbh & Co. KG

Sven-David Müller:
Die 50 besten Kalorienkiller, 2007,
Droemer Knaur Verlag

Sven-David Müller:
Das Kalorienkiller-Kochbuch,
2008, Droemer Knaur Verlag

Sven-David Müller:
Die GX-Diät-Ampel, 2005,
Droemer Knaur Verlag

Autoreninfo

Sven-David Müller ist Diätassistent und Diabetesberater der Deutschen Diabetes-Gesellschaft und erster Vorsitzender des Deutschen Kompetenzzentrums Gesundheitsförderung und Diätetik e. V. Er lebt und arbeitet in Berlin.

Sven-David Müller blickt auf zehn Jahre klinische Tätigkeit als Diätassistent und Diabetesberater zurück.

In der Diät- und Ernährungsberatung ist Sven-David Müller immer wieder mit dem Problem des Übergewichts und scheiternder Diäten konfrontiert worden. Daher hat er die Müller-Diät entwickelt. Sie unterscheidet sich von den bekannten aber kaum wirksamen High-, Low-, Crash- und Extremdiäten durch eine moderate Zusammensetzung und Lebensführung. Moderat führt zum Erfolg.

Sven-David Müller ist im gesamten deutschsprachigen Raum als Buchautor und Vortragender bekannt. Aus seiner Feder stammen mehr als 45 Bücher, die in neun Sprachen übersetzt in einer Auflage von über einer Million Exemplaren erschienen sind. Regelmäßig ist er Interviewgast bei Rundfunk- und Fernsehsendungen – insbesondere beim RBB. Seit Oktober 2003 moderiert er in Leipzig das Fernsehmagazin *GesundZeit*. Außerdem ist er Ernährungsexperte der Zeitschriften *Fit for fun, Mini, Illu der Frau* und *Frau von heute*.

Im Jahre 2005 erhielt er für seine Verdienste um die Ernährungs- und Diabetesaufklärung das Bundesverdienstkreuz.

Register